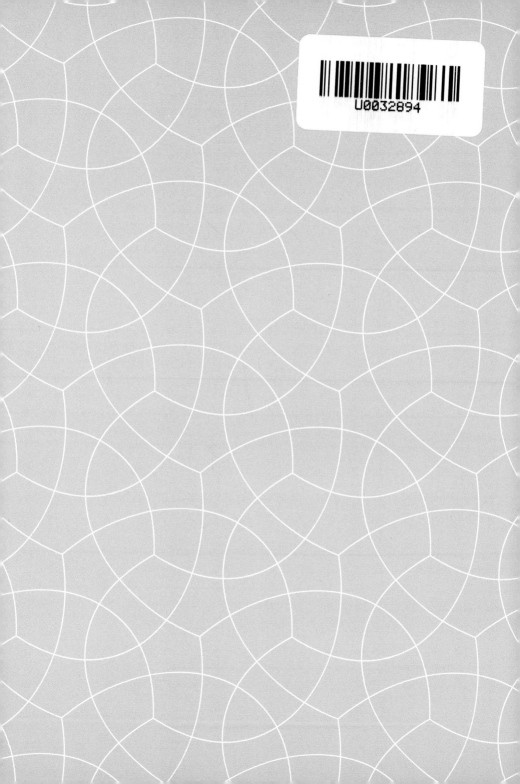

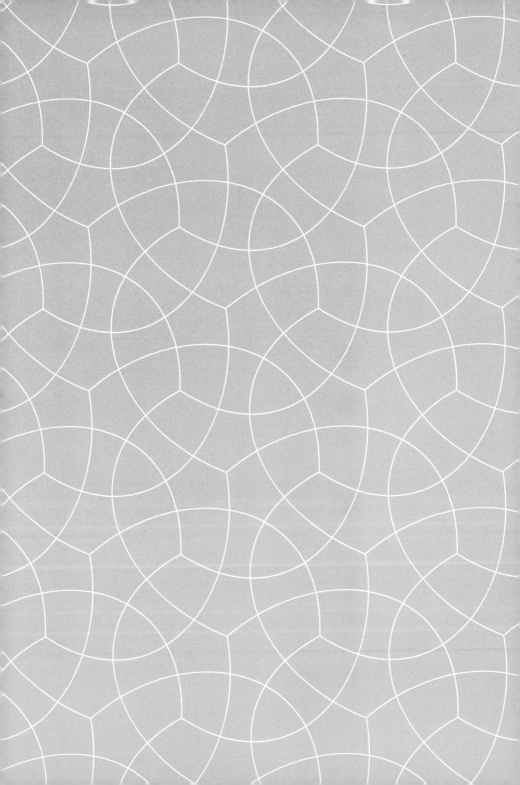

因果螺旋

跨越時空的
探索與思辨

陳建仁——著

廖翊君——採訪／文字協力

獻給愛妻羅鳳蘋

主恩滿溢 70 年，鶼鰈情深 45 年

目次
CONTENTS

第一章

因果謬誤一——先入為主的陷阱

第二章

因果謬誤二——因果倒置

第三章

因果謬誤三──見樹不見林

第四章

因果謬誤四──假相關

第五章

追根究柢的重要性——探索病因

第六章

因果關係的思辨

自序

　　在知識爆炸、網路發達的今天，我們常常從電子、平面或社群媒體，接受到各式各樣的資訊，有些資訊可以益智、怡情、養生，有些資訊卻是不合邏輯、因果謬誤、刻意造假。分辨訊息的正確性與論證的合理性，成為現代人必須具備的基本素養，其中最重要的是數據研判與因果推理的能力。在日常生活當中，錯誤的因果判斷常會誤導我們的認知、態度與行為。

　　所有事件的發生都有其原因，掌握原因就可控制事件的發生。如同流行病學家努力尋找疾病的病因，以避免或減少疾病發生的風險。因果關係的假設與驗證，是流行病學家探討病因的不二法門。以往的學者曾經提出因果三角、因果網、因果輪、因果派等不同的因果模式，來描述疾病與病因之間錯綜複雜的因果關聯。

　　我在 2008 年底，應邀到哈佛大學擔任歷史悠久的 Cutter 預防醫學講座，我的演講題目是「演化螺旋：與時俱進的人類疾病因果模式」。這是第一個納入時間因素的因果模式，當時的聽眾提出許多有趣的討論議題。

　　我的內人鳳蘋，當時也應邀與會，她聽完我的演講，建議把演講內容進一步擴展延伸，撰寫成一本科普書籍，介紹因果

關係的建立與判斷的重要性，也讓讀者觸類旁通，應用在日常生活的思辨當中。

當時我一口答應，慚愧的是一直忙碌到現在，才在圓神出版社堅強編輯團隊的合作下，完成這本書，真是汗顏！這也許是天主的巧妙安排，今年恰好鳳蘋和我都年滿 70 歲，也是我們結婚 45 週年，我特別把這本書獻給鳳蘋，感謝她半世紀來的互愛互助、彼此扶持，讓我生活在天主賞賜的平安、喜樂、幸福中！

這本書首先介紹許多常見的因果推論謬誤，包括先入為主、因果倒置、見樹不見林、假相關等。接著描述在醫學史上重要的病因探索與醫藥研發的故事，以及建立與判斷因果關係的法則。最後談到疾病自然史與各種因果模式，以及根據我從事長期追蹤研究和分子流行病學研究領悟到的心得，所創建的因果螺旋模式。

我在書中引用了我的恩師、研究夥伴和指導學生所做的重要研究成果，以及 SARS 和 COVID-19 防疫的經驗。感謝天主在我的學術與公僕生涯中，給了我最佳的團隊來因應科學研究與公共服務上的重重挑戰，這本書代表我對所有恩人的無限感激。在 COVID-19 大流行的兩年多艱苦歲月裡，我看到臺灣人民優異的公共衛生素養，使疫情得到相當成功的管控，也讓全世界見證到民主、自由、透明、公開是有效防疫的利器。

我們生活中的成功、失敗、喜樂、痛苦，都是有原因的，

在每天的自我反省中，可以回顧重要事件發生的來龍去脈，釐清因果關聯，讓我們更有信心迎接明天的新生命。前中研院院長胡適先生曾經說過，應該以「大膽假設、小心求證」來為學，這就是因果辨證的最佳寫照。可是對事和對人的因果推斷，也許還要記住胡適院長的另一句名言：「做學問要在不疑處有疑，做人要在有疑處不疑。」當我們辨明因果真相之後，對事總要堅持是非明確、黑白分明；對人卻總是要包容接納，和睦相處。因果的判斷需要智慧與巧思，因果的承受需要寧靜與仁慈！

　　陳建仁寫於復活節。

　　2022.4.17

序曲

因果螺旋 —— 從受邀哈佛大學 Cutter 預防醫學講座說起

「人為什麼會生病？」從古代到現代，從西方或東方，很多傑出的醫師及科學家，為了避免疾病的發生、增進人群的健康福祉，總是努力地探索疾病的病因。

西方醫學之父希波克拉底認為空氣、水、地方等環境因素，都會使人生病。在 19 世紀，英國的自由主義哲學家約翰‧史都華‧彌爾提出歸納推理的邏輯體系，英國醫師約翰‧史諾推定霍亂與飲水有關，德國細菌學家羅伯‧柯霍提出傳染病原體的判斷準則。20 世紀的英國流行病學家奧斯汀‧布拉德福德‧希爾則提出疾病病因的判斷準則。

科學家常常會利用各種不同的模式來說明致病因子的複雜性，像因果三角（causal triangle）模式被用來說明宿主、病原、環境三要素在導致疾病發生的重要性，因果網（causal web）模式常被用來描述錯綜複雜的關係鏈所交織而成的致病網絡，因果輪（causal wheel）模式常被用來闡釋宿主在物

理、生物和社會環境因素所構成的生態系中如何發生疾病，因果派（causal pie）常被用來強調不同人、時、地的病因組合的多樣性，以辨明疾病的必要因子。

2008 年，我接到美國哈佛大學 Cutter 預防醫學講座主辦單位的電子郵件，邀請我擔任第 149 屆的主講人。Cutter 講座是一個歷史悠久的預防醫學與流行病學講座，自 1912 年起，每年邀請一至兩位來自世界各地，在預防醫學或流行病學領域有重大貢獻的學者擔任特別講座。在我之前，已有兩位在臺灣進行公共衛生研究的學者曾經擔任過 Cutter 講座。

第一位是被稱爲「臺灣公共衛生之父」，曾任臺大公共衛生研究所所長的陳拱北教授，他在 1970 年 2 月 10 日，應邀擔任第 113 屆 Cutter 預防醫學講座主講人，他的特別演講題目是「衛生人力：國際挑戰（Health Manpower: An International Challenge）」。第二位是以 B 型肝炎研究而譽滿全球的美國德州大學公共衛生學院院長畢思理（Robert Palmer Beasley）教授，他在 2004 年應邀擔任第 141 屆 Cutter 預防醫學講座主講人。

2008 年 12 月 3 日，我和鳳蘋在皚皚白雪中，走進哈佛大學公共衛生學院，我在 Synder 講堂闡釋一個新創的因果模式，我的講題是「演化螺旋：與時俱進的人類疾病因果模式」（The Evolutionary Spiral: A Time-Dependent Causation Model for Human Disease）。

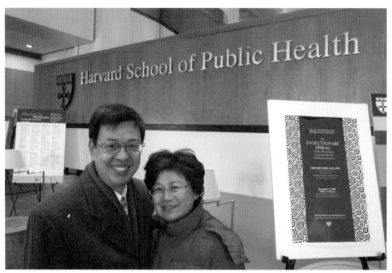

鳳蘋與我合照於哈佛大學公共衛生學院 Synder 講堂。

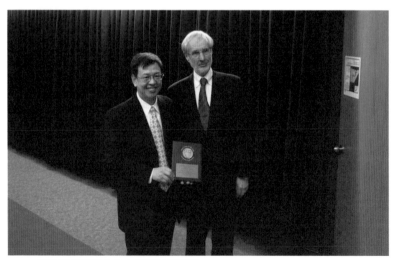

Cutter 預防醫學演講主持人頒發獎座獎牌。

「因果螺旋模式」主要用來描述人類的疾病，包括傳染病和非傳染病、急性病和慢性病，從暴露到物理化學、生物或社會病因開始，在疾病的易感受期、臨床前期、臨床期、殘障期直到死亡的自然史當中，都有各式各樣的驅動因子，推動各階段病理變化的演進，促使病灶從分子、細胞、組織，逐步擴大到器官、系統、個體全身，像 SARS 這類傳染病，甚至會蔓延到社區、國家和全球，如同與時俱進的龍捲風一樣。我在演講中，以烏腳病、鼻咽癌、肝癌、SARS 做為範例，說明多重病因在不同致病階段所扮演的角色，以及如何介入醫藥與公衛措施，來阻止或延緩病情或疫情的惡化。

「一個流行病學家，應該要宏觀的觀察疾病變化的所有情況，從中做出正確的風險預測，並找出有效的預防措施。不只看到一個病毒如何使一個人致病，還要看到疾病對家庭、社會、國家，甚至全球的影響。這樣才能針對因果螺旋模式，逐一設計出有效的預防醫學策略，增進人類的健康福祉。」演講的最後，我鼓勵聽眾將眼光放大到關注全球健康。

演說結束後，主辦單位也在波士頓歷史最悠久、以鬧鬼著名的歐尼帕克豪斯飯店（Omni Parker House）舉行了盛大的晚餐會，除了邀請許多哈佛大學公共衛生學院的教授參加，也邀請我在波士頓地區的親友學生一同與會，讓大家能夠彼此交流。

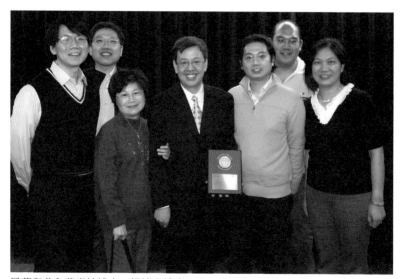

鳳蘋與我和黃彥棕博士、楊懷壹博士、許益祥博士、陳家彥博士、任金蘭女士於
頒獎後合照。

　　在餐會中，很多人好奇問我：「爲什麼會想到依時演進的
因果螺旋模式？」追根溯源，或許可以從我 26 歲公費留學考
落榜說起。1977 年的夏天，我剛從臺大公共衛生研究所碩士
班畢業，很幸運地留在學校當助教。爲了出國深造，報考了教
育部公費留學考試的「流行病學學門」，當時每一學門只能錄
取一人，而錄取的是臺大公共衛生學系第一屆畢業生謝中誠教
授。我心情鬱悶好久，在新婚妻鳳蘋的鼓勵下，發憤圖強編寫
《流行病學》一書。

　　流行病學是公共衛生與預防醫學的基礎科學，它藉著嚴謹

的觀察或實驗，以及縝密的因果邏輯推理來描述社區的疾病狀態、比較不同族群的疾病差異、研究疾病的自然史、探索疾病的風險因子、推論致病的作用機轉，進而促進疾病防治措施的發展、並且評估防治工作的效益。

流行病學的定義是**「研究族群的健康狀態與健康事件的分布狀況及決定因素，並利用研究成果來控制健康問題的學問。」**這裡提到的「健康狀態」是指「生理、心理或社會上的正常狀態，或是疾病、傷害、殘障、死亡等異常狀況的存在」。「健康事件」是指「疾病、傷害、殘障、死亡等異常狀況的發生」。換句話說，**健康狀態是指「有無存在的靜態狀況」，健康事件是指「由無到有的動態變化」。**「分布狀況」是指「什麼人群、在什麼時間、什麼地方會有什麼健康異常狀況」。「決定因素」是指「為什麼健康異常狀況在人、時、地的分布會有不同」。「健康問題的控制」就是預防疾病、傷害、殘障或死亡的發生。

當年我閱讀了臺大醫學院圖書館的所有流行病學與預防醫學的教科書，並且從國際學術期刊論文，蒐集合適編入書中的教材。當時，流行病學最引我入勝、令我著迷之處，就是探索疾病發生的原因，首先建立各種可能致病原因的假說，再透過完善的觀察或試驗，來驗證假說的正確性，找出真正的致病因子，並且設計出可以消除或降低致病因子的方法，來預防疾病的發生。

　　推論因果關係的邏輯，對於病因假說的建立與驗證相當重要，像彌爾法則、柯霍法則、希爾法則，都被用來建立或判定病因與疾病之間的因果關係。在醫藥科技突飛猛進的 20 世紀，各種人類疾病的多階段自然史和多重風險因子，不斷地被發現。因此許多流行病學前輩提出各種致病模式，來協助研究者思辨疾病的致病因子。這些模式包括了因果三角、因果網、因果輪、因果派等。

　　1980 年代末期，各種疾病的生物標誌不斷被發現，使得病因的探討更加細膩精準。很多長期世代追蹤研究，也定期採集受試者的多次檢體，進行各樣生物標誌的分析。1989 年我在美國哥倫比亞大學，擔任美國國家衛生研究院的 Fogarty 國際研究學者時，進行肝細胞癌的分子流行病學研究，嘗試解開黃麴毒素在 B 型肝炎引起肝細胞癌的致病機制中所扮演的角色。

　　我發現以往經常應用的各種因果模式，都未能釐清在疾病自然史不同階段的病因與疾病的因果相關性。我在烏腳病與慢性砷中毒、鼻咽癌與 Epstein-Barr 病毒感染、肝細胞癌與慢性肝炎病毒感染等，一系列的長期世代追蹤研究發現，以往的致病模式，都少了一個重要關鍵因素，那就是「時間」。我因此構想出因果螺旋模式，嘗試把致病機制的時間軸，納入因果模式當中。

　　我們常常看到媒體報導「因為空汙嚴重，肺癌人口增多」

「由於塑化劑太多，罹癌的人也變多」，這些標題很容易誤導讀者，以為現在的汙染立刻會引起癌症。事實上，癌症或任何慢性病，都不是因為「現在暴露於致病因子」就發生疾病，而是經過一段很長的時間（誘發期）才造成。**要解釋現在癌症發生率的上升，一定要回溯過去長期的致癌物暴露狀況，才能釐清因果時序性，確立因果相關的正確性。**

以肝細胞癌來說，如果我們可以揭開慢性病毒肝炎引起肝細胞癌的多階段病理變化的祕密：一開始只是很小的肝炎病毒分子進入到肝細胞，在其中不斷地繁殖複製，再侵襲其他肝細胞，造成肝組織的發炎反應和纖維化，然後進展成肝硬化，進而發生肝細胞癌，接著肝癌細胞又轉移到其他器官，最後導致死亡。每一個階段的驅動因子，可能是相同或不同的，而且不同階段的致病環境也不一樣，尤其越到後期，驅動因子越多，病灶更加擴大，就像隨著時間的推移，越捲越大的螺旋風一樣。

在肝炎病毒引發肝細胞癌的因果螺旋的不同階段，我們可以採行疫苗接種、抗病毒藥物治療、肝纖維化震波檢查、腹部超音波檢查、電腦斷層掃描、核磁共振檢查、肝癌移除手術、肝臟移植等，在不同的階段防治肝細胞癌。

因果螺旋的論點，不但適用於慢性病，對於急性傳染病也是一樣適用。以 COVID-19 來說，從一個人染疫，傳染到家人、同事、朋友、社區、國家、全球，影響的範圍與程度就如同螺旋一樣，越捲越大，疫情越加嚴重。更重要的是在疫情

蔓延的不同階段，有著不同的驅動因子來擴大傳染的群體與範圍。利用 COVID-19 疫情的因果螺旋模式，可以採取邊境管控、疫調匡列、居家隔離檢疫、接種疫苗、快篩、抗病毒藥物治療等一系列因應措施，來減緩疫情的惡化。

我在 1992 年教育部發行的《環境與健康》小冊子，第一次提出因果螺旋模式，後來在 1999 年出版的《流行病學：原理與方法》，更詳細加以描述。隨著我的研究團隊在 2000 年以後所發表的許多重要長期追蹤研究結果，因果螺旋模式也闡明得更具體。到了 SARS 在 2003 年爆發大流行，我發現因果螺旋模式也可以用來描述傳染病疫情的蔓延與管控。

其實不只是疾病病因的探索，因果關係的擬定與驗證，經常發生在我們的日常生活當中。小至人際關係的好壞、職場工作的順逆，大至全球經濟蕭條、國際戰爭，都值得我們一一探索事件發生的前因後果。歷史事件的剖析有助於增進世界和平與國家興盛，個人生活的反省有助於與人和好、互助合作。

誤導因果判斷的謬誤

人類擁有能夠探索未知與思辨創新的頭腦。

每當一件不尋常的事情發生時，我們常會思索事情發生的原因是什麼？

就像孩子們看到新奇的自然現象，常會提出各式各樣的問

題：「為什麼會下雨？」「為什麼候鳥會記得飛去很遠的棲息地？」「為什麼魚能一直活在水裡不必上岸？」

即便得到答案以後，我們還會繼續思考著：「後續還會發生什麼事呢？」

或者人與人相處時，會想著：「為什麼他今天這麼生氣？」

看到國際新聞時，也會不禁思考：「為什麼這兩個國家會打仗呢？」

新手父母最常關切的問題常常是：「小嬰孩為什麼哭？」

是尿布濕了？是肚子餓？或是身體不舒服？只有找到原因，小孩子才會停止啼哭。

一般人在日常生活中，總是有很多問題需要探究原因，也希望找到原因來解決問題。科學家更是不斷探討大自然或社會現象，希望建立因果關係、發現自然定律、研發應用技術、增進人類福祉。

我研究流行病學已經超過 45 年，每次受邀講演，主持人在介紹我的時候，經常提到「根據 Google Scholar 的數據，陳教授的七百多篇研究論文，已被引用超過 10 萬次以上。」許多人好奇為什麼我現在還喜歡做研究？

我的研究團隊進行人類重要疾病的基因體與分子流行病學研究，雖然已經有不少重要的研究發現，也有助於人類的健康促進與疾病預防。但是醫學研究往往在找到答案以後，又會激發出新的研究課題。我常會不斷追問自己：「答案只是這樣

嗎？」

　　了解因果關係，探究問題發生的原因，是解決問題的先決條件。一個好的科學家，永遠是挑戰自己，而不是挑戰別人。

　　在「大膽假設、小心求證」的研究道路上，總是要不斷地對自己的發現提出質疑，這是讓自己深入鑽研、繼續精進的最佳方法。

　　同時，不要害怕找到自己的錯誤，這是成功必經的道路。

　　很多失敗的研究是來自因果判斷的錯謬，如果可以減少因果謬誤，就有助於釐清問題的本質，有效除霧。

　　我希望讀者朋友們在閱讀這本書之後，能夠在事理的因果分析上更宏觀、更周延，在生活的日常反省上更開放、更圓滿！

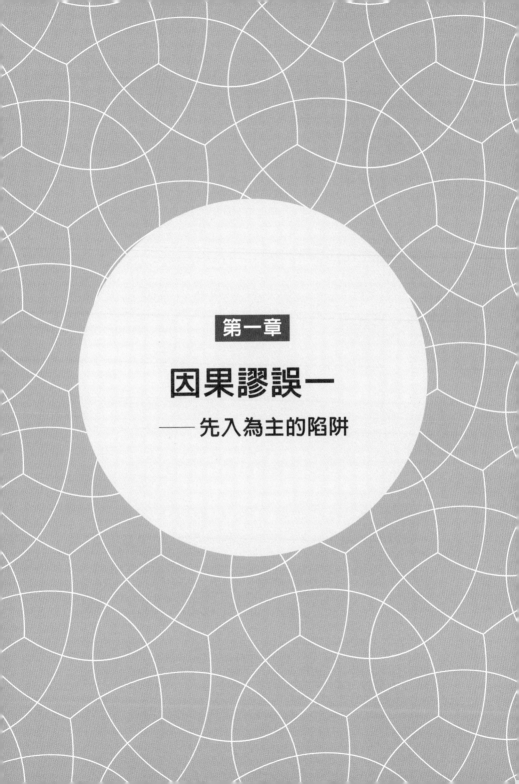

第一章

因果謬誤一

── 先入為主的陷阱

因果思辨

①根據研究指出，土撥鼠一旦感染到肝炎病毒，每一隻都會得到肝癌，若是換成人類感染肝炎病毒，也會有一樣的結果嗎？

②某一天妳看到男友身後載著一位環抱他的腰的陌生女子，妳的直覺會認為男友劈腿，還是另有隱情？

③哪些人不是 B 型肝炎帶原者，卻得到肝癌？

④ 2021 年 5 月臺北萬華爆發 COVID-19 Alpha 變異株的群聚感染，只是因為在茶藝館的服務生與顧客未戴口罩、未保持社交距離才造成的嗎？

1.

—

我與畢思理教授
的緣分

　　1960 年，英國發生了一起轟動世界的火雞暴斃事件。位於英國東南部的農場，在短短幾個月內，竟有 10 萬隻火雞相繼死亡。經過科學家深入調查之後，終於發現罪魁禍首是一種發霉的花生粉飼料，火雞吃了這種飼料才陸續死亡。科學家從發霉飼料中，分離出一種毒性極強的黃麴毒素，它是由黃麴黴菌所產生的有毒物質，黃麴毒素會嚴重損害肝細胞，造成變性、壞死、肝硬化。食量大的火雞會引起急性中毒，導致肝昏迷而死亡；食量小的火雞會發生肝硬化和肝癌。

　　1964 年，諾貝爾獎得主布隆伯格（Baruch Blumberg），發現了澳洲抗原，他原本以爲這是澳洲土著特有基因所產生的抗原。1966 年初，布隆伯格開始探索澳洲抗原與肝炎的關係，經過更多的研究調查，他在 1966 年底發表論文，指出澳洲抗原與 B 型肝炎有密切關係，可能會經由輸血傳染。後來的實驗研究確認，澳洲抗原就是 B 型肝炎病毒的表面抗原，於是布隆

伯格開始研究此抗原的地理分布狀況，發現表面抗原帶原率高的國家，都有偏高的肝癌發生率。

從 1970 年代的全球肝癌發生率地圖，可以看到肝癌高發生率的國家，大多數聚集在東亞、東南亞、中亞以及撒哈拉沙漠以南的非洲。

「到底爲什麼肝癌高風險國家會有這樣的地理聚集呢？」大家都有不同的見解。

在後續的許多動物實驗，都確定了黃麴毒素是很強的致癌物，而且黃麴黴菌容易在高溫潮濕的地方生長。因此，毒物學家看到肝癌高發生率國家，都聚集在溫暖潮濕的東亞、東南亞和非洲中部時，就自信滿滿地認爲黃麴毒素是這些國家肝癌風險偏高的主要原因。但有些病毒學家認爲：「這些肝癌好發的地區，都是 B 型肝炎表面抗原陽性率高的國家，會不會 B 型肝炎帶原才是人類肝癌的主因呢？」

有了科學假說，當然就需要進行研究來證實，而不能直接論斷。

推論因果關係時，直接論斷的錯謬經常可見。在我最早的研究之路上，也曾經發生過！

我從臺大醫學院公共衛生研究所碩士班畢業後，留在臺大公衛系當助教，協助林東明與林家青兩位教授的教學與研究。林東明教授是流行病學大師，林家青教授是公衛系主任，也是醫學電腦、程式設計的泰斗，他們都是我這個小助教努力學習

的楷模典範。有一天林主任問：「你現在除了跟隨林東明教授研究鼻咽癌流行病學以外，是否也願意到美國海軍第二醫學研究所（US Naval Medical Research Unit 2, NAMRU-II），向畢思理教授（Robert Palmer Beasley）學習 B 型肝炎研究，在他的研究室兼任研究助理？」

畢思理教授是哈佛大學醫學博士，也是西雅圖華盛頓大學流行病學教授，從美國來臺進行臺灣 B 型肝炎流行病學研究，而林主任是他的合作研究者。有這樣難得的機會我當然很開心，但是勢必要將助教時間切割出來，總覺得對林東明教授過意不去，林教授看出我的不安，笑笑地對我說：「年輕人應該多學學，沒問題，去吧，去吧！」

當時的美國海軍第二醫學研究所，就在臺大牙醫學院的現址，那時候每間研究室的大門上，都有一個軍艦側舷圓形窗一樣的小窗，每回走上階梯進入研究所，就好像進入了一艘研究大船。由於研究設備新穎齊全、環境優良，大家都要說英語，許多在此參與醫學研究的臺大醫師都戲稱是「國內留學」！擅長電腦程式設計和生物統計分析的我，就在這艘研究的大船上，幫忙林家青教授進行資料處理與程式設計，並協助畢思理教授進行統計分析。

向畢思理教授學習的時間，是我人生中一段非常難忘的經驗。那一年，我是個剛從碩士班畢業的 25 歲的年輕小伙子，畢思理教授則是 36 歲的哈佛醫學博士，曾經在 1968 年到臺

灣進行四個月的德國麻疹流行狀況與疫苗注射的研究。就在此時，他發現臺灣的 B 型肝炎表面抗原的帶原率非常高，肝癌患者也很多，就激起他來臺灣進行 B 型肝炎研究的興趣和熱情。四年後，他再次踏上這個美麗的島嶼，一駐足就是 14 年。來時壯年的他，離開時已是中年，因為他的研究及推廣，臺灣新生兒都能全面接種 B 型肝炎疫苗，有效降低八成肝癌發生率，讓臺灣不再是肝病之島，為臺灣帶來極大的貢獻。

14 年的時光，開啓了我與畢思理教授一輩子的緣分。身為流行病學與公共衛生專家的他，書架上永遠有令我大開眼界的好書，或許是看到我發亮的眼神，我還沒開口，他就先說：「Mr. Chen，你如果想看哪一本書，就自己拿，不必問我。」我樂得點點頭，同時聽到他附帶一句：「至於其他的，有任何問題，都可以問我。」

動物實驗的迷思

畢思理教授不但是一位樂於解惑的老師，也是我所遇到過，最喜歡問問題的老師，他的問題也很特別。

「Mr. Chen，你認為臺灣人為什麼會得肝癌？」

「除了 B 型肝炎以外，我認為黃麴毒素也是重要的因素。」

「你認為黃麴毒素有多麼重要呢？」

當年，臺大公衛系的蔡季重老師正在進行黃麴毒素的動物實驗，他發現餵食黃麴毒素的動物就會得肝癌，而且餵食劑量越高，得肝癌的風險也越高。我就將這個研究告訴畢思理教授，以證明黃麴毒素引發肝癌的重要性。

不料，他聽了以後，反問我一句：「你認爲人是實驗動物嗎？」

「人當然是動物啊！」

「那麼，你覺得人暴露於黃麴毒素的劑量，有像實驗動物那麼多嗎？」

呃……這個問題，我還是第一次被問到。

想了又想，多年來，蔡老師致力於動物實驗，而實驗結果也相當明確，於是我又回答：「畢思理教授，難道你沒有看到很多動物實驗論文都有相同結果，而且無論在研究數據或劑量效應上，都是這麼地完美，難道你還懷疑嗎？」

聽到我的回應，他突然語氣嚴肅地告訴我：「但是人並不是實驗動物。」

我疑惑地看向他，一臉不明白的神情。

「我問你，當你看到花生發霉時，你會不會吃？」

我搖頭。

「看到玉米發霉呢？你會不會吃？」

我又搖頭。

「那麼稻米呢？看到米飯發霉，你會吃嗎？」

繼續搖頭。

「如果是這樣，那麼，你什麼時候會吃到黃麴毒素？」

想了一回，我還真的不太會吃到黃麴毒素汙染的食物。

「你看，動物是被強迫餵食黃麴毒素，所以才會得肝癌，人類則是可以自我選擇食物的。所以我認為，如果有哪個國家或地區的人，會吃下較多的黃麴毒素，一定是太貧窮，窮到即使是發霉的食物也不得不吃。」

嗯，這個推理，的確有其合理性。

因著上述的論點，畢思理教授認為黃麴毒素不是臺灣人好發肝癌的主要原因。他接著告訴我，他的研究計畫在申請美國國家衛生研究院的經費補助時，計畫審查委員就要求他必須設計問卷，調查每一位參加「公保聯合門診（GECC） B型肝炎帶原者長期追蹤研究計畫」的研究對象，有多少黃麴毒素的暴露量？他回答審查委員：「在臺灣無法用問卷調查得知黃麴毒素的暴露量，只有測量尿液或血液中的黃麴毒素才能得知，但這不是我的研究主旨。」最終他還是得到了研究經費補助！

二十年光陰的證明

畢思理教授於 1987 年結束臺灣的研究回到美國，擔任美國休士頓德州大學公共衛生學院院長，他是美國最久任的公衛學院院長之一，對美國的公共衛生教育與公衛學院評鑑貢獻良

多。

　　我是在 1979 年以教育部公費，留學美國約翰霍普金斯大學，並在 1982 年學成返國，繼續在臺大公衛系任教。1989 年我獲得美國國家衛生研究院 Fogarty 國際研究獎的補助，到哥倫比亞大學從事研究。當時全球的分子流行病學研究剛剛起步，我就和 Regina Santella 教授以及她實驗室的張毓京醫師，一起進行黃麴毒素大分子鍵結物與肝細胞癌的研究。有一次我到華府參加「國際病毒肝炎與肝臟疾病研討會」，與畢思理教授不期而遇。

　　「Dr. Chen，你來這裡做什麼？」他一看到我，就以幽默的語氣笑著問。

　　我迫不及待地帶他去看我的研究海報，並告訴他我利用 Santella 教授發展成功的單株抗體，可以偵測到臺灣肝癌細胞中的黃麴毒素 DNA 鍵結物。

　　「由此可知，黃麴毒素對於臺灣肝癌的發生，還是重要的！」我說。特別在澎湖等花生產地，肝癌細胞的黃麴毒素劑量特別高，很可能是花生農捨不得拋棄破殼的花生，反而自行食用而暴露於黃麴毒素。

　　「眼見爲憑，我現在同意黃麴毒素和臺灣的肝癌有關。但是，比重應該不會太大吧？會不會只有在不是 B 型肝炎引起的肝癌，才能偵測到黃麴毒素？會不會黃麴毒素對不同的人有不同的毒性？……」就和以往一樣，他又提出了好多問題。

　　我繼續和 Santella 教授的研究團隊合作，後來發現黃麴毒素對病毒肝炎病人，比起非病毒肝炎病人，有更強的致癌性；我們更進一步發現，人體內的 GSTM1 和 GSTT1 代謝酵素可以將黃麴毒素代謝解毒，但不同的人有不同的解毒酵素基因型。帶有無效基因型的人，黃麴毒素暴露劑量與罹患肝細胞癌風險之間，會呈現顯著的劑量效應關係；帶有有效基因型的人，黃麴毒素暴露就和肝細胞癌風險無關。換句話說，**解毒能力正常的 B 型肝炎帶原者，即使食入黃麴毒素，也不會增加得到肝細胞癌的風險。**

　　此外，黃麴毒素進入到肝細胞時，會使得 P53 基因的 249 譯碼子產生特殊的突變，有此特殊突變就表示肝細胞癌是黃麴毒素引起的。**根據我們的研究，在臺灣的肝細胞癌組織，有此 P53 基因特殊突變的占比並不高，可見黃麴毒素引起的肝細胞癌確實並不多見。**

　　雖然我在名義上是畢思理教授的學生及助理，兩人相差十多歲，但是與他互動的過程中，我深深感覺到，他對待我就好像是共同合作研究的好夥伴，除了會問我許多好問題外，也容許我挑戰他。

　　記得在某個夏日傍晚，我們在討論數據時，畢思理教授對我說：「我認為 B 型肝炎帶原者，如果不死於其他疾病而活得夠久的話，每一位帶原者都會得到肝癌。」聽到他如此篤定，我很驚訝，於是問他說：「這個論點的依據在哪裡呢？」

他說：「難道你不曉得土撥鼠的研究嗎？」

他說的是一項土撥鼠肝炎病毒的動物實驗，土撥鼠一旦感染到肝炎病毒，每一隻都會得到肝癌，無一倖免，但是……「我不相信，你以前不是告訴我，人不是實驗動物嗎？」我拿他問我的話挑戰他。

他卻好整以暇地回答：「那麼，你就努力去推翻我的假說吧！」

1991 年，我在臺灣的七個鄉鎮市展開一項大規模的癌症長期追蹤研究，總共有 23820 位居民參加，其中有 3931 名 B型肝炎帶原者。經過了將近二十年的追蹤，現任中央研究院統計研究所的黃彥棕研究員，分析了這項 REVEAL-HBV 研究計畫的資料，在國際著名的臨床腫瘤學期刊《Journal of Clinical Oncology》發表論文，指出 B 型肝炎帶原者罹患肝細胞癌的終生累積風險是 25％。後來畢思理教授見到我，想起此事就笑著說：「Dr. Chen，我看到你的 B 型肝炎帶原者終生罹患肝細胞癌風險的論文，你是對的！不是每一位 B 型肝炎帶原者都會發生肝細胞癌！」距離當年的彼此挑戰，已經過了二十年！

黃彥棕研究員是臺大醫學系畢業生，他剛服完兵役就加入我的研究團隊，在短短半年就發表了很棒的論文。他後來到哈佛大學攻讀博士學位，短短幾年就連續拿到流行病學與生物統計的雙博士學位。「青出於藍而勝於藍」是我從事研究最大的喜悅，看到青年學子們個個頭角崢嶸，總是帶給我無限的光明

和希望，這是天主賞賜給我的恩典。

　　畢思理教授不斷問我問題，總是極有耐心地引導我，讓我學習到因果關係的邏輯辨證所需要的嚴謹和耐心，他同時也容許我不斷問他爲什麼，讓我勇於挑戰權威，也不斷挑戰自我。他於 2012 年死於胰臟癌，彌留前告訴他的太太：「我跟 Dr. Chen 約好要合作一個很重要的研究，現在卻沒辦法如願去臺灣了！」畢思理教授的太太黃綠玉教授，也是當年一起研究 B 型肝炎的團隊成員之一。當我聽到黃教授的轉述，我的腦海立刻浮現那年在 NAMRU-II 研究室，我們師生倆爲了堅持自己的研究假說，而「彼此吵架」的美好時光！

2.

——

先入爲主
常導致直接論斷

　　先入爲主的主觀與偏見，常常會落入直接論斷的陷阱，**「直接論斷」是人們在進行因果思辨時，最容易出現的錯謬。**

　　在愛滋病的病因──愛滋病毒尚未找到之前，由於當時許多愛滋病患者都有抽大麻的習慣，使得大麻曾經一度被認爲是引起愛滋病的主因。類似「抽大麻會得愛滋」的說法，就是一種錯謬的直接論斷。

　　又譬如小樺看到男朋友小明騎著車，身後載了一位年輕女孩，那女孩還環抱著小明的腰，小樺既生氣又難過，覺得男友怎麼可以劈腿？她卻沒料想到，那個女孩是小明的親妹妹。

　　我們常常未能看清事實全盤眞相，就以先入爲主的觀點來判斷事情。不只日常生活如此，在工作或學習時，也很容易落入這樣的錯謬情境。

疾病的成因往往不是單獨且唯一

有一次，我和畢思理教授討論到一個問題：「為什麼有些人不是 B 型肝炎帶原者，卻得到肝癌？」我認為答案是黃麴毒素，他卻認為是酗酒。師徒倆都堅持己見，誰也不肯認輸。未料在 1989 年底，病毒學家發現了 C 型肝炎病毒，我們倆都不約而同拍額自問：「對喔！怎麼當時都沒想到還有其他肝炎病毒的可能性？」

這正是因為我們總是習慣於「有因必有果，有果必有因」的思維，把疾病的成因簡化為一對一的因果關係。其實，因果關係並非如此單純。有時，**有原因不見得有結果，有結果也不一定來自該原因。**

就像我一直記著蔡老師的黃麴毒素研究，畢思理教授則關心酗酒對肝臟的危害，我們倆都落入個人的主觀陷阱，尤其我看到動物實驗數據與肝癌地理分布相關是如此地完美，心中就更加認定「就是這個原因」，卻忽略了「跨物種外推的謬誤」。

「以偏概全」也是造成直接論斷的原因之一。

在愛滋病剛被發現時，有很多不同的病因假說，由於早期愛滋病患以男同志為主，所以產生了「男同志會得到愛滋」這個假說，然而這句話本身就具有相當大的偏見。

後來的研究發現，愛滋病是由一種破壞免疫系統的病毒所

引起，受到愛滋病毒感染才會發病，而感染的途徑包括性傳染和體液傳染。只要做好防護，就不會被感染，所以性取向與愛滋病是無關的。

避免直接論斷的方法

既然直接論斷很可能導致判斷錯誤，怎樣做才能避免直接論斷呢？我認爲**在論斷之前一定要三思，並且要多元思考所有可能的原因，再做論斷。**

2021 年 5 月臺北萬華爆發 COVID-19 Alpha 變異株的群聚感染之後，國外媒體記者問我：「你認爲，這一次萬華怎麼會發生群聚感染呢？難道你們無法事先預料到嗎？你們從這次事件學到了什麼？」我的思考途徑是從此病毒變異株的特性開始：Alpha 變異株具有很高的感染力，而且有很多感染者只有輕症，甚至於無症狀，很多人不知道自己已經感染，很容易在不知不覺中，把病毒傳染給別人。

還有什麼其他原因嗎？雖然病毒傳染力強，可是如果每一個人都戴口罩、勤洗手、保持社交距離、避免群聚活動，疫情可能也不會擴散到這麼大。於是我繼續思考茶藝館容易散播病毒的理由。

「在茶藝館的服務生與顧客，通常都一起喝茶、聊天、唱歌，常常未戴口罩、未勤洗手、未保持社交距離，甚至還有肢

體的接觸。」

　　「一位老闆可能擁有數間茶藝館，服務生常常會在生意忙碌時互相支援，遊走在多家茶藝館。有些服務生還是失聯移工，不易接受到防疫宣導。」

　　茶藝館的顧客有何特性才會傳染他人呢？

　　「到茶藝館消費的顧客包含了三教九流，有的防疫意識與警覺不足，有的交友廣闊、四處訪友，有的不會誠實告知親友接觸史、群聚史和旅遊史，有的到附近許多小吃攤用餐，這些特性很容易促使病毒在社區有效傳播。」

　　地方衛生單位如何督導茶藝館做好防疫工作？如何定期檢查實聯制出入和防護設備？如何依規定進行環境清潔與消毒？如何進行密切接觸者的疫調、匡列與隔離？都是需要考慮的可能疏漏，整個茶藝館群聚事件的發生，**不是只有單一原因，而是多重原因交織而成的因果網**。

　　我想到《聖經》中耶穌勸諭門徒：「你們不要判斷人，免得你們受判斷，因為你們用什麼判斷來判斷，你們也要受什麼判斷；你們用什麼尺度量給人，也要用什麼尺度量給你們。」（瑪竇 7:1）

　　是的，唯有周延、謹慎、認真地了解事情的真相，才會得知事實的全貌；唯有在多方面深入觀察與了解之後，才能做出正確的判斷，避免落入直接論斷的陷阱。

替代假說越周延，因果論斷越正確

　　一個好的科學家，在觀察自然現象或社會事件時，會建立研究的假說和模型，來探討和檢驗各種模型中各個變項的因果關係。在建立因果關係的假說時，要常常問自己：「我的假說只有一個嗎？還是有很多個替代假說？」當替代假說考慮得越周延，得出來的結論才會越正確。

　　以愛滋病為例，「男同志比較容易得愛滋病」是一種假說，而一系列替代假說可能是「不是性取向本身，而是男對男性行為才容易得病。」「不是男對男的性行為，而是不安全的性行為才容易得病。」「不是不安全的性行為，而是感染愛滋病毒才得病。」

　　從有歷史以來，人類得到疾病的原因一直是引人入勝的課題，也因此有天譴說、報應說、風水說、瘴癘說、病菌說、遺傳說等病因假說產生，不一而足，從 19 世紀開始，病因的探討才露出曙光。我們現在所知道的病因學，都是從一個又一個的假說追根究柢而來。

　　19 世紀中葉，英國倫敦蘇荷區（Soho）的黃金廣場（Golden Square）爆發霍亂流行，一週就帶走五百條人命，令人害怕不已，也有很多不同假說來解釋流行疫情爆發的原因。其中最著名的就是統計學家威廉‧華爾（William Farr）的瘴癘說（病原是不潔的空氣），以及年輕醫師約翰‧史諾（John

Snow）的汙水說（病原是不潔的飲水）。兩位的病因假說不同，辯論激烈，各自進行調查，爲自己的假說辯護。後來根據汙水說的觀點，遷移倫敦供水系統的採水源頭之後，霍亂就不再威脅倫敦市民的健康。

1950 年代，臺灣西南沿海地區發生了烏腳病，有人認爲西南沿海土地鹽分很高，而提出「食物太鹹」的假說；有人認爲土地貧瘠耕種不易，提出「營養不良」的假說；有人認爲傷口壞疽久醫不癒，提出「醫療落後」的假說。經過臺大醫學院研究團隊的深入調查研究，實地訪查當地民眾，得到一個「地河井水」的假說。早先當地居民都是飲用淺井水，都沒有出現烏腳病，而是在鑿打了較深的地河井以後才發生烏腳病。流行病學調查結果發現，只用地河井水的村里烏腳病盛行率最高，併用地河井水和淺井水的村里次之，只用淺井水的村里沒有烏腳病個案。

地河井水與烏腳病之間的因果相關性被建立之後，新的問題又來了：「地河井水中，有什麼物質會引起烏腳病？」有人曾經提出「螢光物質」的假說，最後驗證引起烏腳病的是砷。支持「砷假說」的證據，包括烏腳病病人罹患皮膚砷病變，包括皮膚色素沉著症、掌蹠角化症、波文氏症、皮膚癌的盛行率很高；烏腳病病人的毛髮與指甲，含有偏高的砷含量；世界上其他高砷井水地區居民或砷暴露職業工人，也會發生烏腳病。

烏腳病的研究是由一連串環境醫學問題所組成，首先是

「烏腳病和環境衛生有何關聯？」答案是地河井水。其次是
「地河井水中的什麼物質引起烏腳病？」答案是砷。接下來
又要問：「爲什麼喝過深井水的人，只有少數人會發生烏腳
病？」「爲什麼烏腳病病人有偏高的心臟血管疾病與內臟癌的
死亡率？」「飲用含砷井水還會引起哪些疾病？」「飲水中的
砷含量，最高不可以超過多少？」等等，問題就是這樣子一層
一層地抽絲剝繭！

　　這個追根究柢的過程，彷彿像俄羅斯娃娃般，打開第一
個，還有第二個，打開第二個，裡面還有，直到最小的一個娃
娃被打開爲止，內心的喜悅是筆墨難以形容的，因爲你發現了
別人沒有發現的祕密。

　　**對科學家來說，驗證自己的研究假說，就等同於挑戰自
己，越經得起考驗的假說，越可能是正確的假說或眞理。**

　　每當我成功推翻自己的假說，並不會因此感到沮喪或挫
敗，反而繼續努力建立新假說，找出新知識。對我來說，推翻
自己的假說的當下，會有「啊！原來如此！」猶如恍然大悟般
的喜悅，它更是一種激勵，我總是把它當成是天主賞賜給我的
更好的啓發。

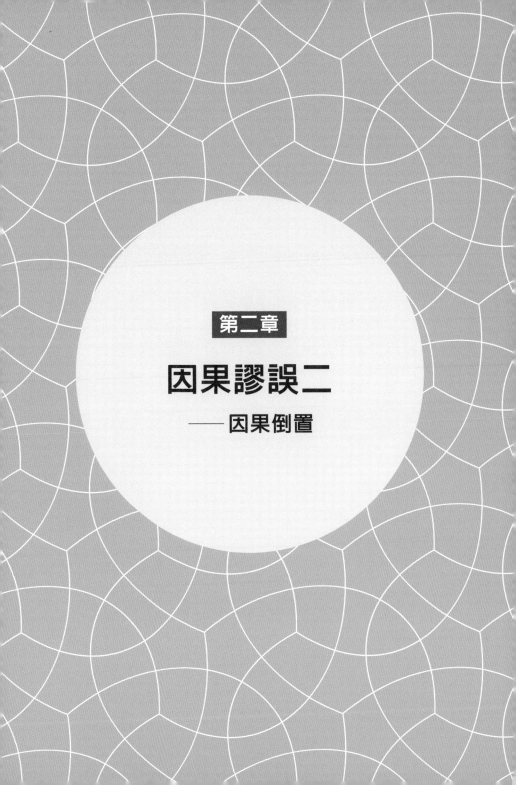

第二章

因果謬誤二

——因果倒置

因果思辨

①你覺得聽英文歌能夠提升英文能力嗎？

②你同意「養貓容易得憂鬱症」這個說法嗎？

③你認為 B 型肝炎是透過什麼方式傳染的？

④思考一下，華人鼻咽癌風險偏高是生活飲食習慣
　還是遺傳基因造成的？

1.

—

有相關
就互為因果關係嗎？

　　很多時候，我們以為是原因，細細推究之後，會發現是結果；也有些時候，我們認為是結果，經過抽絲剝繭，才知道竟然是原因。

　　「倒因為果」「倒果為因」的謬誤，常常出現在因果推理當中，如果一開始對因果的辨別就是錯誤的，當然不會有正確的因果推論。

　　因果錯置的最重要根源，就是在同一時間點觀察因和果之間的相關，即使看到因和果有相關性存在時，卻分不清何者是因，何者是果？因果關係，除了要有相關性（association），也要有時序性（temporality），也就是「因在前、果在後」。**即使有相關性，還不一定有因果性**（causation），有時候未經思考分辨，就會把「相關性」錯認為「因果性」。

　　舉幾個例子來說，我們看到健身教練的肌肉很發達，但是，是肌肉發達的人才能當健身教練，還是當了健身教練肌肉

才發達，或是互為因果循環呢？我們必須進一步去詢問許多健身教練，回憶他們在當教練之前，肌肉是否已經很發達，才能夠釐清肌肉發達在前，或是當健身教練在前。

我初中念英文時，聽到老師說：「英文不好的同學，要常聽英文歌，英文才會變好。」聽英文歌真的能提升英文能力嗎？我們確實觀察到英文好的人常聽英文歌，可是我也曾經看到一位家長要求孩子聽英文歌，認為這樣子英文才會變好，孩子卻回答：「因為英文不好聽不懂，所以就不想聽英文歌。」到底是英文好才常聽英文歌？還是常聽英文歌，英文才變好呢？要判斷兩者之間的因果關係，必須釐清孰先孰後，才能確定。

我們也常常聽到：「這對夫妻因為有共同興趣，所以感情很好，如果希望夫妻感情好，就要培養共同的興趣。」其實，這段話也有驟下因果關係的風險，因為有可能是這對夫妻本來感情就很好，才開始培養兩人的共同興趣。

當我們看到有相關，若要判定是否有因果，一定要先辨明時序性。

我們只要牢記「相關不蘊涵因果（Association does not imply causation）」，就可以避免下錯判斷。

被貓咬傷容易得憂鬱症？

在進入檢視因果關係的思辨之後，接收到任何因果關係的資訊或報導時，就可以動腦想一想：究竟是有相關沒因果？還是有相關有因果？兩者間有沒有因果倒置的可能呢？

有一篇發表於《公共科學圖書館：綜合（PLOS ONE）》的大數據分析研究提到，從超過 130 萬名病人的電子病歷中發現，被診斷出憂鬱症者有 8.8％；而被貓咬傷而接受治療的人當中，同時診斷出有憂鬱症者高達 41％。[1]因而認為「貓咬傷」和「憂鬱症」有顯著相關。

某些媒體看到這篇論文，可能就會以「被貓咬傷容易得憂鬱症」做為標題。此時，有因果關係邏輯的人，至少會考慮到下列的可能解釋：

①憂鬱症的人比沒有憂鬱症的人養貓的比例較高，所以容易被貓咬傷。

②有憂鬱症的人比沒有憂鬱症的人和貓在一起的時間較長，所以容易被貓咬傷。

③有憂鬱症的人比沒有憂鬱症的人比較會激怒貓，所以容

1・該研究先從 1,327,368 名病人的電子病歷中，找出被動物咬傷和憂鬱症的病例，再以人工判讀逐一確認被動物咬傷的病例，是被貓或狗咬傷。結果發現有 750 人被貓咬傷、1108 人被狗咬傷、116,922 人有憂鬱症。所有 130 多萬人有憂鬱症的百分比是 8.8％、被貓咬傷的人 41.3％有憂鬱症、被貓以外的動物咬傷的人 28.5％有憂鬱症、被狗咬傷的人 28.7％有憂鬱症。被貓咬傷的女人 47.0％有憂鬱症、而被貓咬傷的男人 24.2％有憂鬱症。

易被貓咬傷。

④有憂鬱症的人被貓咬傷後，比較容易擔心而就診機率高。

⑤有憂鬱症的人不願承認自殘，而推託是被貓咬傷。

⑥被貓咬傷引起疼痛或感染，比較容易誘發憂鬱症。

⑦有憂鬱症的人比沒有憂鬱症的人養貓數較多，容易在阻止貓群打架時受傷。

　　一項研究的數據可以探究的因果關聯很多，不論是認為被貓咬傷容易發生憂鬱症，或是憂鬱症的人容易被貓咬傷，都需要多元思考，以減少因果倒置情況的發生。如果能夠盡可能找出各種假說來解釋被貓咬傷和憂鬱症的相關，並辨別清楚憂鬱症病人養貓的情況，是否和沒有憂鬱症的人不同，才能斷定憂鬱症在先或被貓咬傷在先，來確定因果的時序性。

COVID-19 死亡率與經濟衰退之因果關係

　　2020 年，臺灣的 COVID-19 防疫相當成功，7 月 20 日彭博社公布了 75 個新興及前沿經濟體的防疫評比結果，該評比是以三大指標做為評量依據：公共衛生，過去 30 天內確診 COVID-19 死亡率；經濟活動，零售業、工作場所等活動的變化；公共政策，公共債務、撥備覆蓋率、信用評比等。臺灣高

2．評比國家並未納入美國、日本、澳洲、紐西蘭等國。

居冠軍，其次是波札那、南韓、泰國 2。

　　7 月 21 日，《新聞週刊日本版（*Newsweek Japan*）》電子版，刊登了日本生命保險公司的智庫（日生基礎研究所），評估全球 49 個國家因應 COVID-19 的防疫成績。該研究所是根據疫情受害程度與經濟受損程度進行評估。疫情受害程度是以累積的確診人數、感染擴大率（6 月 16 日至 6 月 30 日之間的新增確診病例對累積確診病例的比例）、致死率進行評比；經濟受損程度是以國內生產毛額（GDP）損失（計算疫前的預估與疫後的展望）進行評比。臺灣位居第 1、馬來西亞第 2、香港第 3、泰國第 4、中國、韓國並列第 5、澳洲第 7、紐西蘭第 8、日本第 9、挪威第 10。義大利 40 名、美國與瑞典並列 41 名、英國與比利時並列第 43 名、最後一名是秘魯。

　　到了 9 月，英國牛津大學馬丁學院的 Our World in Data 網站，公布全世界 38 個國家的 2020 年第二季 GDP 衰退狀況，臺灣衰退最少（0.6％），其次是韓國的 3％、立陶宛的 3.7％；秘魯衰退最多，超過 30％，西班牙、英國、突尼西亞也衰退 20％以上。該網站也公布同期 COVID-19 死亡率與 GDP 衰退百分比的分布圖，如圖 2-1 所示。**整體而言，COVID-19 死亡率越高的國家，經濟衰退的情況也越嚴重。**像秘魯、英國、法國、義大利都是高死亡率、高衰退率的國家；臺灣則是低死亡率、低衰退率的國家。亞洲國家（綠色圓圈）雖然 COVID-19 死亡率偏低，但是經濟衰退情況也相當嚴重。

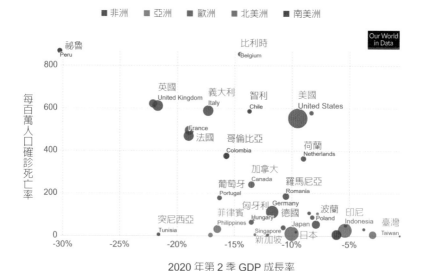

圖 2-1：全球 38 國的 2020 年第二季經濟衰退與每百萬人口 COVID-19 確診死亡率的相關

出處：Our World in Data （https://ourworldindata.org/covid-health-economy）

　　2020 年 10 月，美國國家經濟研究所（National Bureau of Economic Research）也發表了疫情對總體經濟影響的研究結果，同樣發現 COVID-19 死亡率越低的國家，GDP 損失也越小。臺灣則是在 40 個國家當中，COVID-19 死亡率最低的國家，也是唯一沒有 GDP 損失（經濟正成長）的國家。

　　上述四項數據很明顯地說明 COVID-19 死亡率與經濟衰退的相關性，然而，究竟是經濟衰退導致死亡率增加，還是死

亡率增加導致經濟衰退呢？到底哪個是因、哪個是果？或者死亡率和經濟衰退之間，並無因果關係存在，而是其他因素造成的？

　　Our World in Data 網站也公布了世界各國的「防疫嚴格指數（Stringency Index）」。嚴格指數代表一個國家為了因應疫情，所採取的管制政策的嚴格度。例如封城、禁止上班上課、禁止國內旅遊等等，分數介於 0 ～ 100（分數越高越嚴格，分數越低越接近正常生活）。

　　比較臺灣和 47 個 G20 和 OECD 國家的 2020 年平均防疫嚴格指數，臺灣的平均嚴格指數是 48 國之中最低，其次是日本、紐西蘭、愛沙尼亞、芬蘭和冰島；平均嚴格指數最高的國家是阿根廷、印度、智利、哥倫比亞、墨西哥。

　　進一步分析 2020 年的平均防疫嚴格指數和 GDP 成長率的相關性，結果發現兩者間有很顯著的負相關：嚴格指數越高的國家，經濟成長率越低，經濟衰退越嚴重，如圖 2-2 所示。很可能封城、停止上班、禁止群聚造成了生產的停滯和消費的低迷。

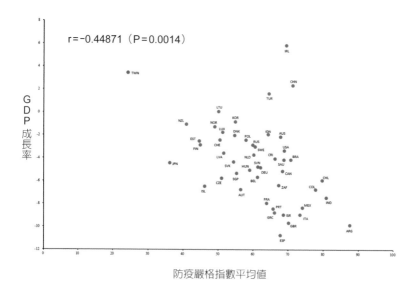

圖 2-2：2020 年臺灣與 47 個 G20 和 OECD 國家的
防疫嚴格指數平均值和 GDP 成長率的相關

　　繼續分析 2020 年的平均防疫嚴格指數和 COVID-19 死亡率的相關性，結果發現兩者間有很顯著的正相關（如圖 2-3）：**COVID-19 死亡率越高的國家，平均嚴格指數越高。**可能高死亡率的國家傾向採取嚴格的防疫措施。

圖 2-3：2020 年臺灣與 47 個 G20 和 OECD 國家的
防疫嚴格指數平均值和每十萬人口 COVID-19 死亡率的相關

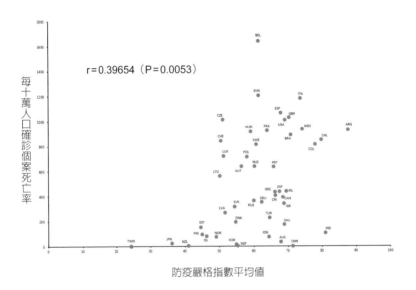

綜合上述的分析，我們可以發現，既不是經濟衰退導致死亡率增加，也不是死亡率增加導致經濟衰退，而可能是死亡率高的國家，採取了封城、停班、停市等嚴格措施，導致經濟成長的下降。

2.
—

探索因果相關的
研究設計

要分辨兩事件是否有相關性或因果性？還要辨明何者是因、何者是果？可以採用相關研究來探討，相關研究分爲觀察研究及實驗研究兩類。

在相關研究中，會選擇兩類變項：自變項和依變項。

簡單來說，**自變項是指影響其他變項的變項，原因即是自變項；依變項則是被影響的變項，結果即是依變項。**

觀察研究法

觀察型研究是觀察在自然狀況下，兩事件之間的相關性和因果性。

曾經有一道因果論證的題目：「某國小調查學生看電視時間與學業成績的關係，結果發現，成績好的學生看電視的時間，比成績不好的學生還要長。」

看到這個題目時，要如何判定看電視時間與學業成績的先後時序性呢？

如果要以觀察型研究來探討看電視時間與學業成績的因果相關，可以採用下列三種方法來進行：

① **橫斷研究：** 同時蒐集學生們現在看電視的時間和學業成績資料，再分析兩者間的相關性。

這個研究的缺點是，即使兩者有明顯相關，仍無分辨孰因孰果，因為我們看到的是同一時間點的資訊，無法斷定是因為看電視時間長，學業成績才好，還是學業成績好，看電視時間才長。

② **回溯研究：** 蒐集學生們現在的學業成績（結果變項、依變項），再以問卷詢問過去一年看電視的時間（原因變項、自變項），接著分析過去一年看電視的時間，是否和現在的學業成績有關？我們可以很清楚地釐清看電視時間在前，而學業成績在後。

這樣的研究設計，必須考慮回溯蒐集的看電視時間資訊，是否會有回憶漏失或偏差，也就是學生會不會記不得過去看電視的時間，或是成績好的學生記得比成績差的學生清楚。我們也要考慮一年前的學業成績，是否和現在的學業成績相近，而決定了過去一年看電視的時間。

③ **追蹤研究：** 蒐集學生們現在看電視的時間（**原因變項、**

自變項），再繼續觀察未來一年的學業成績（**結果變項、依變項**），然後分析現在看電視時間，是否和未來的學業成績有關？同樣的，我們可以很確定看電視時間在前，而學業成績在後。

這樣的研究設計，必須考慮現在蒐集看電視時間的資訊，是否會在未來一年內有所改變，特別是學業成績會不會改變看電視的時間。如有必要，定期收集看電視時間，才可以做出更正確的分析。

觀察研究並未介入任何的干預，完全是在自然狀況下觀察事件的演變。但是對於自然狀況下的很多干擾變項，例如有沒有發生家庭變故，影響了學業成績或看電視時間？有沒有參加補習或請家教輔導，而改變看電視時間或學業成績？這些變項並無法完全加以控制。

試驗研究法

當觀察研究法不易得到確切的因果結論時，也可以使用試驗研究法來探索相關性與因果性。試驗研究是先介入一種干預（原因變項、自變項），再觀察後續事件的發生狀況（結果變項、依變項）。

以上述看電視時間和學業成績的相關研究為例，我們可以把願意參加試驗的學生，隨機分配在「長時間看電視組」和

「短時間看電視組」，經過一年再來測驗他們的學業成績，看看是否看電視時間與學業成績有關。因為看電視試驗介入在先，學業成績測試在後，因果時序相當明確。由於受試者是隨機分配到兩個實驗組，所以在許多可能影響學業成績的變項分布是相近的。但是這樣的試驗，必須留意遵囑性的影響，也就是分配在兩組的學生，看電視的時間是否能都按照原先設計進行。行為科學的試驗研究，常會有遵囑性不高或兩組遵囑性不同所造成的偏差。試驗研究在預防保健或臨床治療的成效評估上，倒是常常被使用。試驗研究可分為社區試驗和臨床試驗兩種。社區試驗是選定試驗地區和對照地區，在試驗地區介入干預措施，在對照地區則不介入干預措施。

　　舉例來說，在二次戰後，臺灣的地方性甲狀腺腫的情況很嚴重，尤其是新竹縣的山區鄉鎮，小學生甲狀腺腫的盛行率高達40％以上。臺大公共衛生研究所陳拱北教授的研究團隊，在農復會的經費補助下，進行了食鹽加碘的社區試驗研究。於1958年9月，在新竹縣芎林鄉與竹北鄉六家地區展開加碘食鹽的社區試驗計畫。當時食鹽加碘的比例為萬分之一，也就是100 ppm。

　　實施食鹽加碘計畫一年後，甲狀腺腫的盛行率，男學童從44.9％降低至2.8％，女學童從58.6％降至5.7％；而未食用加碘食鹽的對照組學童，盛行率並未降低。在一般民眾，男性由21.6％減少為5.1％；女性由40.9％減至21.2％。由上述結

果可知，男性且年齡小就食用加碘食鹽者，有較顯著的治療效果。在此社區試驗研究中，加碘鹽為介入干預（**原因變項、自變項**）；甲狀腺腫盛行率是成效指標（**結果變項、依變項**），兩者之間的因果時序很明確。

　　臨床試驗是以個人為研究對象，介入的干預措施可以是預防性的疫苗，或是治療性的藥物。COVID-19 疫苗，像莫德納或 BNT 的 mRNA 疫苗、AZ 的腺病毒疫苗、高端的棘蛋白疫苗，都是採用「多中心對照隨機雙盲試驗」來評估疫苗的效力。

　　對照研究是指受試者會被分配到試驗組或對照組，來評估疫苗的保護力；隨機分配是指受試者分配到試驗組和對照組，完全由機率來決定；雙盲程序是指主持執行研究者和所有受試者，都不知道任何一位受試者，是被分到試驗組或對照組。在此類臨床試驗研究中，疫苗為介入干預（**原因變項、自變項**）；血清中和抗體效價，或是 COVID-19 感染、發病、重症或死亡事件則是成效指標（**結果變項、依變項**），兩者之間的因果時序很明確。

　　以高端疫苗為例，受試者經過健康檢查，完全合乎收案條件之後，即徵得受試者同意參加，並簽署知情同意書。接著以隨機分配方式，將受試者分配於試驗組和對照組，主持執行計畫的醫護人員或是受試者，都不知道哪一位受試者在試驗組或對照組。試驗組接種的疫苗、對照組接種的安慰劑（生理食

鹽水），在外觀上完全一樣，醫護人員和受試者都無法分辨。實施第一劑注射後，還要填寫每天有無副作用、服用藥物或接觸感染者的日記。注射第二劑前要再做一次健康檢查，合格後才進行注射，實施第二劑注射後繼續填寫日記。經過一段時間後，採取受試者血液檢體，進行中和抗體效價的測定。整個過程相當嚴謹而確實，以確保試驗研究的品質，完全符合食品藥物管理署的規範。

3.

—

接種疫苗與死亡事件
的因果關係

在 COVID-19 流行期間，各種假資訊及流言在媒體、群組中傳來傳去，其中很多源自因果判定的謬誤，引起民眾的恐慌與不安。特別是「注射 COVID-19 疫苗後死亡」的錯誤訊息，一直被流傳而影響民眾接種的意願。

各國政府為了要確實掌握接種 COVID-19 疫苗所引發的不良事件，會鼓勵民眾通報不良事件，再由學者專家組成的專門委員會來判定該不良事件是否是注射疫苗所引起，來決定可否給予藥害賠償。

這一個立意良善的做法，卻被有心人士拿來大作文章。

網路上曾經傳出這樣的錯誤訊息：「COVID-19 施打半年，就有近 9,000 個人通報不良事件，通報不良事件的人數，比死於 COVID-19 的人數還多，沒通報的還不知道有多少，你敢打嗎？」

根據衛生福利部食品藥物管理署和全國藥物不良反應通報

中心的統計數據，從 2021 年 3 月 22 日至 10 月 6 日止，全國施打的疫苗數為 17,226,370 劑，不良事件通報有 8807 件，平均每千劑注射的通報數約為 0.51 件。其中嚴重不良事件通報率約每千劑 0.24 件，死亡通報率約每千劑 0.05 件。疫苗不良事件的通報，是在接種疫苗之後的任何時間，通報者如果懷疑或無法排除與疫苗施打有關的不良事件即可主動通報，任何人都可以通報。通報事件是發生在疫苗接種之後，但不表示是接種疫苗所引起的。換句話說，通報事件有正確時序性，但不見得有因果性。由於任何人都可以通報，因此接種疫苗與不良事件的因果性，必須經由專家會議審議確認。換句話說，不良事件的通報率不等於發生率。

　　食品藥物管理署分析 847 名死亡通報案件 3，發現在這些死亡個案當中，相當高的比例有慢性病既往史：358 名有血管疾病，296 名有代謝疾病、224 名有心臟疾病、219 名有其他系統疾病。進一步比較死亡案件的通報數和背景預期數，結果發現無論是不分廠牌或個別廠牌，各年齡層男性與女性的通報死亡數，都低於預期死亡數。**換句話說，接種疫苗並未增加死亡數**，這與網路流傳的訊息大相逕庭。誤導民眾的訊息，延誤

3． 食品藥物管理署分析 847 名死亡通報案件，發現死者的年齡從 26 歲到 101 歲，中位數是 79 歲。每十萬劑的死亡通報率，隨年齡增加而增加。從＜ 18 歲的 0、18 ～ 49 歲的 0.7、50 ～ 64 歲的 3.2、65 ～ 79 歲的 7.0、80 ～ 89 歲的 31.1、到 90 歲以上的 85.4。從接種疫苗到死亡的時間以第一週的 394 人最多，其次是第二週的 150 人，超過四週的死亡數為 151 人。

民眾接種疫苗，造成未接種者死亡率上升，真是令人痛心。

COVID-19 感染引發血栓機率高於疫苗

在 COVID-19 疫苗接種初期，最引起民眾討論的話題就是打疫苗會引起血栓。

血栓併血小板低下徵候群（TTS），是已知的 COVID-19 疫苗非常罕見的不良反應，在歐美國家的 TTS 通報率約每百萬劑 10 ～ 20 件，而臺灣的 TTS 通報率約每百萬劑 7.6 件，其中以接種 AZ 疫苗占大多數（92%）。

除了接種疫苗會引發血栓外，未接種疫苗的人也會發生血栓，更重要的，感染 COVID-19 也會引起血栓。

英國牛津大學 Julia Hippisley-Cox 的研究團隊，進行了一項大規模研究，分析接種第一劑 AZ 疫苗或 BNT 疫苗以及自然感染 SARS-CoV-2 之後的 8 ～ 28 天內，TTS 和血栓栓塞的風險。總共分析了 19,608,008 名接種第一劑 AZ 疫苗者、9,513,625 名接種第一劑 BNT 疫苗者、1,758,095 名 SARS-CoV-2 檢測陽性者的 TTS、靜脈栓塞、動脈栓塞、缺血性中風的發生率。

結果發現接種第一劑 AZ 疫苗後，罹患 TTS、靜脈栓塞、動脈栓塞的每百萬人發生率分別是 10.7、6.6、0.7；而 SARS-CoV-2 感染檢測陽性後，罹患 TTS、靜脈栓塞、動脈栓塞的

每百萬人發生率分別是 93.4、1261.4、2.0。換句話說，自然感染 SARS-CoV-2 者發生這三類血栓疾病的風險，遠高於接種第一劑 AZ 疫苗者。接種第一劑 BNT 疫苗後，出現缺血性中風的每百萬人發生率是 14.3；而 SARS-CoV-2 感染檢測陽性後，出現缺血性中風的每百萬人發生率是 169.9，也是自然感染 SARS-CoV-2 者遠高於接種第一劑 BNT 疫苗者。

　　為了更加確認研究結果，該研究團隊繼續進行自我對照（即比較自己在接種或自然感染前後的發生率差別）的病例系列分析，比較接種疫苗或自然感染前後的發生血栓的相對發生率比，以接種疫苗或自然感染的 28 天前的血栓發生率為基線資料（參考組），來計算接種疫苗或自然感染後的血栓發生率比值。結果發現，接種 AZ 疫苗後的 8 ～ 14 天出現 TTS 的發生率，是接種疫苗 28 天前的基線發生率的 1.33 倍；而感染 SARS-CoV-2 後的 8 ～ 14 天出現 TTS 的發生率，是自然感染 28 天前的基線發生率的 5.27 倍。

　　也就是說，**接種 AZ 疫苗後 8 ～ 14 天出現靜脈栓塞、動脈栓塞、腦靜脈竇栓塞的相對發生率比，均遠低於自然感染 SARS-CoV-2 的相對發生率比。**

　　從這些設計嚴謹的前後比較分析，我們可以確定接種疫苗會引起各種血栓疾病，但是它們仍是罕見的不良反應。更重要的是，**如果未接種疫苗而遭受自然感染，這些血栓疾病的發生率會更高。**因此接種疫苗反而更能降低自然感染所造成的血

4.

追蹤傳染鏈與
精準防疫

　　由於病毒會存在於已經發病或是潛伏期的確診病例、密切接觸者或汙染病毒的環境，如果我們可以落實確診病例的隔離治療、密切接觸者的居家隔離、疫區入境者的居家檢疫、病毒汙染環境的清潔與消毒，就可以有效防制疫情的擴散。為了避免病毒在社區蔓延，必須精準掌握社區傳染的關係鏈，而要釐清傳染因果鏈，就必須進行疫調。

　　一般疫調會涵蓋兩段潛伏期的期間，第一段潛伏期的疫調，是為了找出確診病例的可能感染來源，在這段時期，確診病例是被傳染到的對象**（結果）**，要追溯的是傳染給他的來源**（原因）**；第二段潛伏期的疫調，是為了找出這名確診病例可能傳染給哪些人**（密切接觸者）**，這段時期確診病例是傳染他人的來源**（原因）**，要追蹤的是被他傳染到的對象**（結果）**。

　　疫調的內容包括過去 14 天的旅遊史、職業史、接觸史、群聚史，簡稱 TOCC。TOCC 資料庫的建置，可以協助防疫單

位盡可能找到所有確診者的密切接觸者，及早進行隔離，防止病毒擴散。公共場所、餐廳、機關學校、公司行號的實聯制登錄，都有助於疫調匡列的進行。精準篩檢出確診病例、精準追溯和追蹤密切接觸者、精準落實居家檢疫和居家隔離，就可以有效中斷傳染鏈，防止病毒的大幅度社區擴散。從 2020 年 1 月初到 2021 年 12 月底，臺灣總計有 93721 名密切接觸者被居家隔離，當中有 7278 人（7.7%）在隔離期間被確診，占了本土感染者的一半。如果他們沒有及早被隔離，一定會傳染給社區民眾，致使疫情更加嚴重。

白牌司機感染源追追追

一個人得到新冠病毒（SARS-CoV-2）感染以後，在潛伏期就可以利用 PCR 或快篩，來檢驗 RNA 或抗原是否陽性，陽性即表示已經得到感染而且會傳染他人。過了潛伏期，感染者無論是否出現症狀，都會在體內先產生 IgM 抗體，大約一週後開始產生 IgG 抗體。換句話說，**我們可以利用抗原或抗體的檢驗，來辨明是否曾經得過感染，以及可能感染的時間。**

2020 年 2 月 18 日彰化縣發現一名白牌計程車司機，被懷疑在機場載了從中國返臺而染有新冠病毒的浙江臺商，該名司機因爲受到傳染而發病死亡，是臺灣第一件死亡病例，引起社會震驚。經過防疫人員調查，他的弟弟、媽媽、外甥女婿也都

被傳染。隔天深夜我接到一通電話，電話那頭是勞苦功高的陳時中部長及行政院陳其邁副院長，他們百思不解地問：「我們進行該名入境臺商的核酸 PCR 檢測，並未檢出陽性！」

我回答：「是否可以檢驗臺商的抗體？」

經過抗體檢測後，發現該名被載的臺商是抗體陽性，因為採樣進行核酸和抗體檢驗的時間，已是入境超過兩週了。因此才會核酸 PCR 檢驗陰性，而抗體檢驗陽性。也釐清返國臺商在浙江感染，在機場搭乘白牌計程車時，傳染病毒給司機，司機再傳給家人，傳染關係鏈終於被澄清。

臺灣 B 型肝炎傳染途徑

臺灣剛開始研究 B 型肝炎的時候，常發現感染 B 型肝炎的小孩，他的母親與兄弟姊妹通常也受到感染。換句話說，B 型肝炎是一種家庭群聚的疾病。

到底，B 型肝炎是如何傳染的呢？

「是不是小孩子在學校被傳染，回家又傳染給家人？」

「才不是哩，是大人傳給小孩子才對。」

眾說紛紜，找不出原因。

畢思理教授於 1972 年來臺灣研究 B 型肝炎，發現臺灣的 B 型肝炎帶原率相當高，孕婦的帶原率大約 15％。當時臺灣的 B 型肝炎傳染途徑尚無定論，畢思理教授研究 158 名帶原者母

親所生的新生兒，發現當中有 63 位（40％）是 B 型肝炎表面抗原（HBsAg）陽性，六個月後有 51 名（32％）成爲慢性 B 型肝炎帶原者。他也發現病毒量高的母親所生的新生兒，B 型肝炎表面抗原陽性率高達 67％；病毒量低的母親所生的新生兒，B 型肝炎表面抗原陽性率僅爲 7％。20 名非帶原母親所生的新生兒，沒有一位是 B 型肝炎表面抗原陽性。

根據研究數據，畢思理教授創立 B 型肝炎的母子垂直感染途徑的學說。

畢思理教授後來的研究發現，在 47 名 B 型肝炎 e 抗原（HBeAg）陽性的母親所生的新生兒中，有 45 位（96％）是 B 型肝炎表面抗原陽性，六個月後有 40 名（85％）成爲慢性 B 型肝炎帶原者。

畢思理教授的研究團隊，也在臺灣進行了學齡前兒童 B 型肝炎表面抗體（anti-HBs）陽性率的調查，結果發現 B 型肝炎表面抗體陽性率隨著年齡而增加，在 10 歲左右就達到 70％，顯示臺灣兒童的 B 型肝炎水平感染也相當常見。

該研究團隊在 1974 ～ 1979 年間，對 924 位未曾感染 B 型肝炎的學齡前兒童，進行追蹤檢查。他們發現 B 型肝炎感染率，隨著每年接受注射次數的增加而增加，顯然消毒不全的注射器是重要的水平感染途徑。在收案後的三年追蹤期間，B 型肝炎感染率沒有增加，但是慢性帶原率卻逐年下降。針對 B 型肝炎帶原母親所生而一歲時尚未感染 B 型肝炎的幼兒，

進行 17.5 個月的追蹤，發現 38％感染了 B 型肝炎（年發生率 26％），母親是 B 型肝炎 e 抗原陽性者，年感染率爲 57％，母親是 B 型肝原 e 抗體（anti-HBe）陽性者，感染率只有 11％。[4]

畢思理教授和臺大醫學院公共衛生研究所的林家青、柯源卿教授和碩士生涂醒哲醫師合作，在 1977 年對臺灣大學 2,445 名新生進行調查，其中 738 位（30％）未曾感染 B 型肝炎。到了 1981 年畢業前再檢驗一次，結果發現 39 位（5.30％）感染了 B 型肝炎，年發生率爲 1.5％，其中 5 位變成慢性帶原者（帶原率 2.7％）。

綜上所述，發現感染 B 型肝炎的年齡越小，變成慢性帶原者的機率也越高：週產期感染超過 90％、一歲以後感染 46％、學齡前感染 23％、大學生感染低於 3％。

確立了 B 型肝炎的母子垂直感染及水平感染，以及越早感染越容易成爲慢性帶原者之後，畢思理教授和臺大小兒科李慶雲教授、陳炯霖教授、臺北婦幼醫院阮正雄醫師、馬偕醫院的

4・畢思理教授的研究團隊在 1974 ～ 1979 年間，與臺大公共衛生學科林家青教授、陳拱北教授合作，對臺大與臺北婦幼健康中心健兒門診的 924 位未曾感染 B 型肝炎的學齡前兒童（1 ～ 6 歲，平均 2.4 歲），進行 5 ～ 57 個月的追蹤檢查，結果發現 98 位（10.6％）感染了 B 型肝炎，年發生率 5％。其中 33 位（33.6％）爲 B 型肝炎表面抗原陽性。追蹤檢查 25 位 B 型肝炎表面抗原陽性的兒童，發現 17 位（68％）仍是 B 型肝炎表面抗原陽性。所有感染 B 型肝炎的學齡前兒童，成爲慢性帶原者的比例是 23％。男、女童的 B 型肝炎感染率分別是 11.4％、9.9％；但是變成 B 型肝炎表面抗原慢性帶原者的比例，分別是 23.5％、12.5％，男童爲女童的兩倍。

藍中基醫師、黃富源醫師合作，在 1981 年進行 B 型肝炎疫苗
加 B 型肝炎免疫球蛋白（HBIG）的臨床試驗，試驗組有 159
名新生兒、對照組有 84 名新生兒。接種一年後對照組的慢性
B 型肝炎表面抗原帶原率高達 95％，施打疫苗加免疫球蛋白的
試驗組，慢性 B 型肝炎表面抗原帶原率僅 5.7％，換算出保護
力高達 94％。

臺灣從 1984 年下半年開始實施全國 B 型肝炎預防接種
計畫，計畫總體效益高達 85％ 5。臺灣 15 歲以下兒童的 B 型
肝炎表面抗原盛行率，以及 B 型肝炎的感染率，從 1984 年至
2004 年，呈現顯著的下降 6。

張美惠教授領導的小兒肝癌研究團隊，於 1997 在《新英
格蘭醫學雜誌》發表 6 ～ 9 歲小兒肝癌發生率，1984 年以前
出生的未接種世代，與 1984 年以後出生的接種世代，每十萬
人肝癌發生率分別是 0.52 和 0.13。後來的一系列研究，也都
發現 B 型肝炎預防接種，已經顯著降低接種出生世代的肝癌發

5・衛生署疫政處莊徵華處長、許須美科長和臺大醫學院陳定信院士，從 9,697 名 B 型肝炎表
面抗原陽性母親所生，且接受疫苗注射的 18 個月大兒童當中，抽查 3464 位的 B 型肝炎病
毒感染標記，結果發現 81％為 B 型肝炎表面抗體陽性，11％為 B 型肝炎表面抗原陽性，
8％為兩者都陰性。文獻資料顯示，B 型肝炎表面抗原陽性母親所生而未注射疫苗者，會
有 86 ～ 96％會變成 B 型肝炎表面抗原陽性，兩者互相比較，疫苗接種計畫的總體效益達
到 85％。

6・臺大醫學院小兒科張美惠教授的研究團隊，定期追蹤臺北市城中和中正兩區的 15 歲以下
健康兒童的 B 型肝炎表面抗原陽性率，結果顯示 15 歲以下兒童的 B 型肝炎表面抗原盛行
率，從 1984 年的 9.8％，降到 1994 年的 1.8％、1999 年的 0.7％、2004 年的 0.5％；而且
B 型肝炎的感染率也下降。

<u>生率高達 75% 以上。</u>

　　我的博士班學生江瀚如，現在擔任臺大流行病學與預防醫學研究所的助理教授，她曾經於 2013 年在《美國醫學會期刊》（*Journal of American Medical Association, JAMA*）發表臺灣 B 型肝炎預防接種的 30 年成效，接種過疫苗世代的嬰兒猛爆性肝炎死亡率、慢性肝病死亡率、肝癌死亡率及發生率，都呈現顯著的下降。以 1977～1980 年的出生世代為參考組，2001～2004 年出生世代的嬰兒猛爆性肝炎死亡率下降了 96%、慢性肝病死亡率下降了 89%、肝癌死亡率下降了 92%、肝癌發生率下降了 80%。圖 2-4 是未接種疫苗的出生世代（1977～1984 年生），與接種疫苗出生世代（1985～2011 年生）的男女性各年齡層肝細胞癌發生率，接種疫苗世代都遠低於未接種疫苗世代，甚至在疫苗接種 30～34 年後，保護力都很顯著。

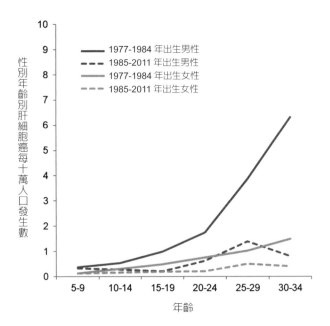

圖 2-4：B 型肝炎疫苗未接種出生世代（1977 ～ 1984）
與接種出生世代（1985 ～ 2011）的性別年齡別肝細胞癌發生率

出處：Chiang CJ, et al. Thirty-year outcomes of the national hepatitis B
immunization program in Taiwan. Am Med Assoc 2013;310:974-976.

C 型肝炎與慢性腎病互為因果

　　1990 年 C 型肝炎病毒抗體（anti-HCV）的檢驗試劑剛上
市不久，臺灣的 C 型肝炎病毒研究就很快地展開。

　　C 型肝炎病毒是經由體液傳染，在臺灣的主要傳染途徑是醫源感染，包括輸血、洗腎、注射、針灸等，其次是藥物成癮者的共用針具、性傳染、刺青等。根據衛生福利部 C 型肝炎辦公室的最新統計，在 118,658 名血液透析（洗腎）病人當中，有 14,734 名（12.4%）是 C 型肝炎病毒抗體陽性，比起一般族群的陽性率高出 7 ～ 8 倍。

　　到底是 C 型肝炎引起腎臟病而需要洗腎？還是腎臟病人在洗腎時感染 C 型肝炎病毒？

　　臺大內科的賴台軒教授，是我在臺大流行病學與預防醫學研究所的博士班指導學生，他參與 REVEAL-HCV 研究計畫，對 591 名 C 型肝炎病毒抗體陽性者和 19,393 位 C 型肝炎病毒抗體陰性者，進行末期腎臟病的長期追蹤研究。在平均追蹤 16.8 年的期間，共有 204 人被新診斷發生末期腎臟病，每十萬人年發生率是 63.9。其中非慢性 C 型肝炎感染者、低病毒量的慢性 C 型肝炎患者、高病毒量的慢性 C 型肝炎患者的每十萬人年發生率，分別是 60.2、182.8、228.6。此項長期追蹤研究，確立了慢性 C 型肝炎會引起末期腎病的因果時序性，因為納入分析的所有個案，已排除收案時已經罹患末期腎病的個案，所有追蹤期間所發生的末期腎病，都是在收案後才被新診斷的病例。

　　臺灣洗腎病人的長期追蹤研究，也發現有不少人開始洗腎時並未感染 C 型肝炎病毒，但是經過洗腎一段時間後，才發

現已經感染了 C 型肝炎病毒。換句話說，**洗腎病人有偏高的 C 型肝炎感染率**，既可能是 C 型肝炎會引發末期腎病而需要洗腎，也可能是在洗腎過程得到 C 型肝炎病毒感染，如何有效避免或減少洗腎時的感染，成為很重要的公共衛生課題。

鼻咽癌與 EB 病毒抗體

長江以南的華人是全世界罹患鼻咽癌風險最高的族裔，尤其以廣東省最高。圖 2-5 是 1988 ～ 1992 年不同地區各族裔的鼻咽癌發生率。香港的男、女性發生率都是最高的，無論在新加坡、美國的舊金山、洛杉磯或夏威夷，華人的發生率都高於當地的其他族裔，包括菲律賓人、非洲裔、非西班牙裔白人、西班牙裔白人、韓國人、夏威夷人和日本人。在中國，香港的發生率遠高於上海、啟東和天津。臺灣的鼻咽癌發生率低於香港，但高於中國中部的城市。鼻咽癌的族裔差異值得進一步研究，到底是生活飲食習慣或是遺傳基因所造成的呢？

圖 2-5：不同地區各族裔的鼻咽癌年齡標準化發生率

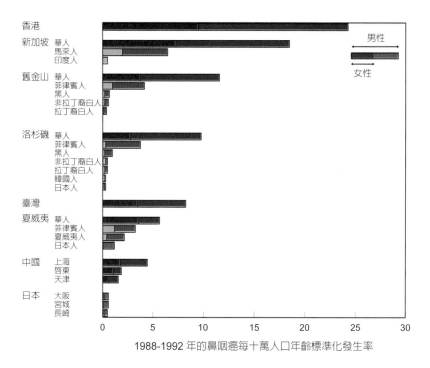

1988-1992 年的鼻咽癌每十萬人口年齡標準化發生率

1970 年，科學家發現了 Epstein-Barr 病毒 （EBV），全球約有 95％的人在青春期之前，已經得過 EB 病毒的感染，而被 EB 病毒感染後，人體會針對 EB 病毒的不同蛋白質，產生各種不同的抗體，而且每個人的抗體量並不相同。

　　1982 年我剛從美國學成返國，很榮幸加入了臺大醫學院的跨科系鼻咽癌研究團隊，主持人和共同主持人是耳鼻喉科的

　　杜詩綿教授、微生物學科的楊照雄教授、公共衛生學科的林東明教授。研究團隊的成員還包括耳鼻喉科的徐茂銘教授、微生物學科的陳振陽教授。

　　我們召募了 343 名鼻咽癌病人以及 1017 名鄰居對照，抽血檢驗血清中的抗 EBV VCA 和 EA 的抗體濃度，**發現這兩種抗體的抗體濃度越高，罹患鼻咽癌的風險也越高**。因為這是橫斷的病例對照研究，無法分辨是抗 EBV 抗體濃度高引起鼻咽癌；還是罹患鼻咽癌抗體濃度才升高？

　　徐茂銘教授的病例追蹤研究也發現，臨床期別越高的病例，抗 EBV 抗體濃度越高；經過放射線治療的鼻咽癌病人，治療後的抗體濃度會下降；而且治療後抗體濃度較高的病人，腫瘤轉移或復發的風險也較高。

　　到底 EB 病毒是鼻咽癌的因還是果呢？當時卻莫衷一是，直到十多年後，終於找到明確的證據，支持 EB 病毒會引起鼻咽癌。

　　我們在 1984 ～ 1986 年，從臺灣鼻咽癌死亡率最高的六個鄉鎮，召募了 9699 名 30 歲以上的男性居民，採集血液樣本進行抗 EBV VCA IgA 抗體、抗 EBV DNase 抗體的檢驗，並由臺大徐茂銘教授進行鼻咽鏡檢查。總共有 1176 名個案是至少一項抗 EBV 抗體陽性，其中有 7 名在收案前被診斷有鼻咽癌，另外有 4 位是在收案後一年內，被確定診斷有鼻咽癌。我們利用臺灣癌症登記檔案進行電腦資料連結追蹤，結果發現在平均

追蹤 16.7 年期間，共有 22 名新診斷的病理確診的鼻咽癌病例發生。

收案時抗 EBV VCA IgA 抗體陽性和陰性的個案，每十萬人年的鼻咽癌發生率分別是 301.3 和 13.8；抗 EBV DNase 抗體陽性和陰性的個案，每十萬人年的鼻咽癌發生率分別是 45.7 和 12.9。兩種抗體都陰性、只有一種抗體陽性、兩種抗體都陽性的個案，每十萬人年的鼻咽癌發生率分別是 11.2、45.0、371.0。

抗 EBV 抗體陽性與鼻咽癌發生風險的相關性，會因著追蹤期間的不同而異，如表 2-1 所示，只有一種抗體陽性、兩種抗體都陽性的個案，在收案後追蹤 1 ～ 5 年期間，發生鼻咽癌的相對危險性，是兩種抗體都陰性個案的 7.1 倍和 85.7 倍；而在收案後超過 5 年發生鼻咽癌的相對危險性，則是兩種抗體都陰性者的 3.5 倍和 20.7 倍。追蹤時間越長，兩種抗體都陰性的個案會有越多人發生鼻咽癌，很可能是他們的抗體在追蹤期間已經由陰轉陽所致。

表 2-1：抗 Epstein-Barr 病毒抗體陽性
增加鼻咽癌發生的相對風險

抗 -EBV VCA IgA 或 抗 -EBV DNase 抗體	追蹤 1 ～ 5 年間罹患 鼻咽癌相對危險性	追蹤超過 5 年罹患 鼻咽癌相對危險性
兩種抗體皆陰性	1.0	1.0
一種抗體陽性	7.1	3.5
兩種抗體皆陽性	85.3	20.7

　　我在臺大流行病學研究所的博士班學生簡吟曲博士，目前是中研院基因體研究中心的研究技師，她在 2001 年於全球最頂尖的臨床醫學期刊《新英格蘭醫學雜誌》（*New England Journal of Medicine, NEJM*）發表這項研究成果，這是第一篇鼻咽癌的長期世代追蹤研究，深受國際矚目。

　　由於鼻咽癌的發生率並不高，實施全面性篩檢仍有疑慮，必須找出高風險族群，才能提升篩檢的效益。從因果時序性的觀點而言，**EB 病毒抗體濃度的檢測，既可以用來預測未來發生鼻咽癌的風險，也可以用來篩檢高風險群是否罹患鼻咽癌，以便早期發現適切治療，又可以用來評估治療後的預後。**

　　因果關係的判定，看似簡單，其實不然。就像「被貓咬傷與憂鬱症」的關係，可能有許多不同的解釋；「洗腎與 C 型肝炎」的關係，彼此互為因果；對於鼻咽癌而言，抗 EBV 抗體既可以預測長期風險、篩檢早期病變，也可以推斷治療預後。

　　由於因果關係是如此值得深究，我總是保持一顆謙虛而開放的心，不斷地挑戰自己的研究發現，不斷精益求精、更上層樓！

　　無垠的宇宙就像浩瀚的知識海洋，總有探究不完的自然奧祕，等待我們打開一扇又一扇的門，努力去辨明大自然的因果律。

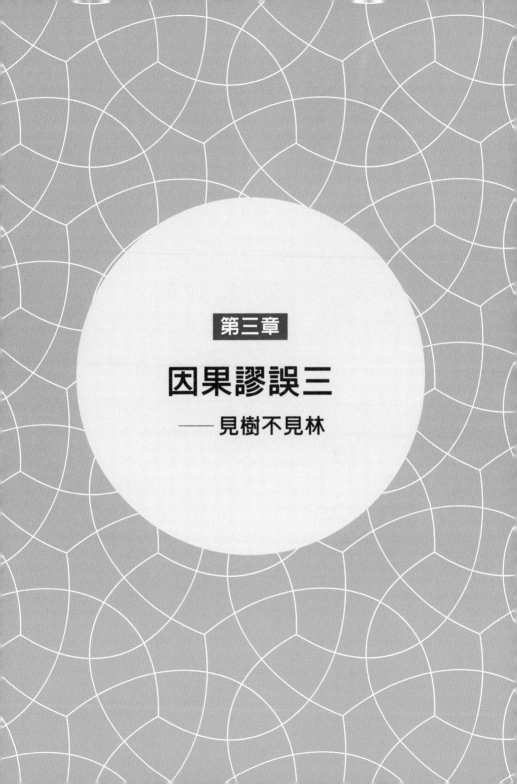

第三章

因果謬誤三

—— 見樹不見林

因果思辨

① 「美國是全世界 COVID-19 確診死亡數最多的國家，一定是政府和人民疏於防疫所致。」你同意這個說法嗎？

② 疾病的發生率若維持不變，盛行率會維持不變、越來越低，還是越來越高？

③ 該怎麼做才能有效降低疾病的盛行率？

④ 你覺得疾病的死亡率有可能比發生率還高嗎？

1.

一般人常犯的
因果謬誤

　　自從 COVID-19 在全球肆虐後，媒體最常報導的就是各國每日確診死亡人數，政論節目也不斷評論各國的防疫政策。2022 年 2 月中旬，一位名嘴在節目裡說：「美國是全世界 COVID-19 確診死亡數最多的國家，共有 93 萬多人，遠高過英國的 16 萬、法國的 14 萬和德國的 12 萬，高達 6 〜 8 倍，防疫眞的做得太差了！美國政府和人民防疫的努力比起歐洲差很大！」其他名嘴也紛紛點頭同意。

　　內人鳳蘋剛好聽到這一段，她告訴我：「這個說法，已經掉進『見樹不見林』的謬誤之中。」

　　確實是如此，我從牛津大學的 Our World in Data 網站，查看了這四個國家的人口總數，結果是美國三億三千萬、英國六千八百萬、法國六千七百萬、德國八千四百萬。我進一步把死亡數除以人口數，來計算每百萬人口的 COVID-19 確診死亡率，結果發現美國 2800、英國 2351、法國 2020、德國

1442，相差都在兩倍之內。只看到死亡數而沒看到人口數，正是一般人常犯的因果謬誤。

見樹不見林的思考方式，相當於只看到分子，而沒有看到分母，當然容易下錯結論。由於不同國家、地區或團體的人口數可能差異很大，如果只比較健康事件，像是病例數或死亡數的多寡，而忽略了人口數，對於事件的判斷，就無法精準正確。

數人頭還是算比率？

在你我日常接受到的資訊中，類似「見樹不見林」的謬誤真的不少！

有一天，我看到某名報頭版標題寫著「智慧型犯罪與年俱增」，相當引人注目。

仔細一讀，內容提到過去十年來，在犯罪的人當中，研究所和大學畢業生所占的百分比，分別從 4% 和 18%，增加到 7% 和 27%，換句話說，研究所畢業的犯罪者占比增為 1.8 倍，大學畢業的犯罪者占比增為 1.5 倍。「很顯然智慧型犯罪正在逐年增加，加強大學院校學生的品德和公民教育刻不容緩。」

這則新聞的論斷，明顯地掉入見樹不見林的謬誤中。其實在這十年間，全人口的大學與研究所畢業生所占的百分比也是

逐年增加。如果計算不同教育程度族群的犯罪率，這十年來並沒有顯著的上升。

因此，**在觀察社會或健康事件發生狀況時，必須同時考量事件數和人口數，先計算事件發生率，才能進一步比較分析和下結論。**

1983 年我在擔任臺大公衛系副教授時，接受衛生署委託進行「臺灣高血壓防治實驗計畫」。我們從六個鄉鎮區的戶政事務所，隨機抽樣選出具有代表性的研究個案。徵得他們同意後，就進行個人基本資料、生活飲食習慣、疾病治療史的問卷調查，並且以水銀血壓計測量休息後血壓三次，計算收縮壓和舒張壓的平均值，再按照世界衛生組織的標準判定是否患有高血壓。

有一次，臺大內科曾文賓教授和我一起討論不同年齡層的高血壓盛行率時（見表 3-1），我的研究生報告分析結果說：「在高血壓的病人當中，以 50 ～ 59 歲所占百分比最高，其次是 40 ～ 49 歲、60 ～ 69 歲，再來是 30 ～ 39 歲和 70 ～ 79 歲，……」曾教授馬上說：「不，怎麼會是 50 ～ 59 和 40 ～ 49 歲最高呢？而且 30 ～ 39 歲和 70 ～ 79 歲一樣更奇怪！你該看各年齡的盛行率，而不是病例數所占的百分比！」研究生回答說：「高血壓盛行率確實是隨年齡越大而越高！」

表 3-1：臺灣六鄉鎮區年齡別高血壓盛行率

年齡（歲）	病例數（%）	參加研究人數	盛行率（%）
20 ～ 29	10（5.0%）	900	1.1%
30 ～ 39	25（12.5%）	600	4.2%
40 ～ 49	40（20.0%）	500	8.0%
50 ～ 59	50（25.0%）	400	12.5%
60 ～ 69	35（17.5%）	250	14.0%
70 ～ 79	25（12.5%）	100	25.0%
80 ～ 89	15（7.5%）	40	37.5%
合計	200（100%）	2390	8.3%

　　如果只看高血壓病例數的年齡分布，這位研究生認為大多數高血壓病人集中在 50 ～ 59 歲，但是他忽略了各年齡層的研究人數有很大差異。當年臺灣的人口結構是金字塔型，年齡越高人口越少，我們的抽樣研究樣本也是如此。所以應該把病例數除以參加研究人數，比較各年齡層的盛行率，才是正確的做法。換句話說，我們不只要數病例數，還要考量參加研究人數，來計算高血壓的盛行率。

　　就像前面提到的四個國家的 COVID-19 死亡狀況，如果只從死亡數來看，就斷定「美國死亡數很多，好恐怖」，而沒有考慮到美國總人口數也很多，就會下錯結論，必須算出死亡率，才是適合比較的數據。

看新發還是看現存？

　　在比較疾病狀況時，還得考慮是新發生的病人數，還是現存累積的病人數。在 COVID-19 流行期間，我們最擔心醫療體系崩潰。2021 年 5 月，北臺灣發生 Alpha 變異株的流行（見圖 3-1），新確診病例數從 5 月上半個月的每天少於 50 例，快速增加到 5 月下半個月的 185 至 723 人、6 月上半個月的 135 至 585 人、6 月下半個月的 54 至 187 人、7 月上半個月的 18 至 80 人和 7 月下半個月的 11 至 33 人。

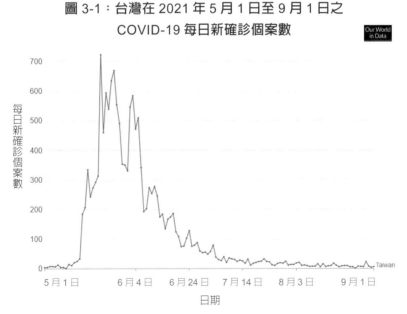

圖 3-1：台灣在 2021 年 5 月 1 日至 9 月 1 日之 COVID-19 每日新確診個案數

出處：Our World in Data (https://ourworldindata.org/covid-cases)

　　由於每位病人至少要住院隔離治療或觀察 14 天，如果以前 14 天累積確診人數來計算，6 月 1 日至 7 日的累積住院人數，至少是 6574 至 7307 人（見圖 3-2），對於北臺灣的醫院造成很大的衝擊，不僅 COVID-19 的照顧不容易，連其他疾病的住院醫護量能，也大受影響。

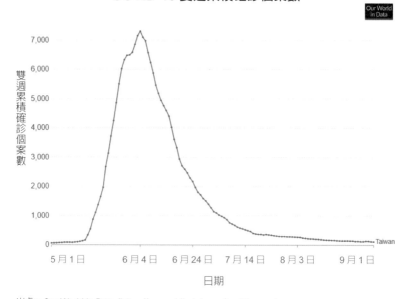

圖 3-2：台灣在 2021 年 5 月 1 日至 9 月 1 日之 COVID-19 雙週累積確診個案數

出處：Our World in Data (https://ourworldindata.org/covid-cases)

　　一般常用的群體健康指標，包括了疾病率和死亡率。疾病率又可分成發生率和盛行率，死亡率又可分成死亡率和致死率。

　　發生率是指在一段時期內，某一疾病新發生的病人數（分子），除以未曾得病人口數（分母）所得到的比率。未曾得病者是指具有得病風險的人，已經得病者不包括在內。如果已經得病的人數遠低於人口數，是否在分母扣除已經得病者，所得到的發生率並不會有明顯差異。但是在已經有很多人得病的狀況下，就必須扣除已得病的人來當作分母。

　　盛行率是指在一段時期內，某一疾病所有既存病人數（分子），除以所有人口數口（分母）所得到的比率。所有既存的病人，包括新、舊病例都要一起合計，但是已經痊癒的病例則不列入計算。

　　這裡所指的一段時期，可能是一天、一週、一月、一年、整個流行期間，甚至於終生。舉例來說，我們可以計算COVID-19的一天發生率、兩週累積發生率，也可計算2020年初到2022年2月20日的累積發生率，如圖3-3所示。從圖中可以看到，14個國家的每百萬人口COVID-19累積確診病例數，以法國、英國、美國最高，都超過20萬；臺灣最低，只有839。由於臺灣的每百萬人口累積確診病例數最低，也就是自然感染率最低，比其他國家更需要大幅提升疫苗接種覆蓋率，特別是追加劑覆蓋率，才能有效減少死亡率，安然度過疫情的挑戰。

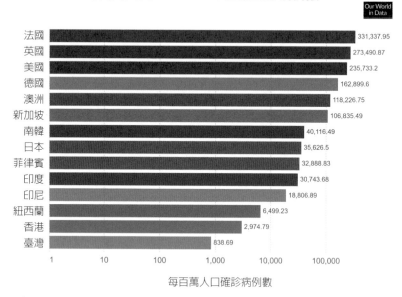

圖 3-3：14 國截至 2022 年 2 月 20 日
每百萬人口 COVID-19 累積確診病例數

出處：Our World in Data （https://ourworldindata.org/covid-cases）

　　盛行率和發生率的分子與分母都不同，**盛行率的分子包含所有既存的新舊病人數，發生率的分子只包括的新病人數；盛行率的分母涵蓋所有的人口數，發生率的分母只包括有得病風險的人口數。**

　　一般而言，我們比較不同群體的發生率差異，來探討疾病發生的病因，像畢思理教授的 GECC 研究，比較 B 型肝炎帶原者和非帶原者的肝癌發生率，發現前者是後者的兩百倍，因

此確立 B 型肝炎是臺灣肝癌的重要病因。在這項研究當中，所有研究對象都是未曾得過肝癌的人，也就是可能會得到肝癌的人。

　　盛行率常被用來估計醫療照護病人所需要的醫護人力、藥物、設備和病房。盛行率越高，醫療資源的需求也越大。對於無法痊癒的慢性疾病，像是糖尿病、高血壓、高血脂、需要洗腎的慢性腎病、需要裝血管支架的心臟病等，盛行率等於發生率乘以罹病期間。**即使疾病的發生率維持不變，罹病存活期間會因為醫療科技進步而越來越長，盛行率也會越來越高。**

　　舉個例子來說，在 1995 年全民健保開始實施前，洗腎不普及，洗腎人數不多，全國洗腎支出也不大；在全民健保開始給付洗腎費用後，洗腎人數逐漸增加，病人存活時間也逐漸加長，末期腎病盛行率因此大幅提高，全國洗腎支出也就大幅增加。如果以前洗腎的人可以存活 10 年，現在可以存活 20 ～ 30 年，即使發生率沒有改變，盛行率還是會增到 2 ～ 3 倍。糖尿病、高血壓、高血脂、需要裝支架的心臟病等也是一樣，會因為醫藥科技的進步，大幅增加盛行率，導致醫療費用的攀升！

以降低發生率來減少盛行率

對於慢性病的存活期間延長而導致龐大醫療支出，難道已

經完全束手無策了嗎？

　　不，**我們可以藉著降低發生率來降低盛行率**。如果努力探索各種慢性病的成因，辨明自己是否有疾病家族史、是否帶有導致疾病發生的生物標誌、是否暴露於環境致病因子，就可以透過促進健康的行為，諸如避免或減少環境致病因子的暴露、適當的運動習慣、合宜的營養攝取、足夠的休息睡眠、遠離菸酒檳榔、減少體重等，來減少慢性病的發生。

　　如果可以透過疾病的篩檢，在還能恢復健康的次臨床期階段，就提前發現早期症狀或病灶，藉著適當介入來中斷慢性病的進展，慢性病的發生率就會降低，盛行率也會隨著下降，醫療支出也會減少。現在最流行的個人化精準健康策略，就是透過預防醫學的努力來減少癌症、糖尿病、高血壓、高血脂、腎臟病、心臟病等的發生。

　　臺灣在 1950 年代有很高的地方性甲狀腺腫盛行率，臺大公共衛生研究所的社區實驗發現，食鹽加碘可以預防甲狀腺腫的發生，在實施全國食鹽加碘之後，地方性甲狀腺腫的盛行率就大大降低。臺灣在 1970 年代有很高的 B 型肝炎盛行率，直到畢思理教授的團隊，找到臺灣 B 型肝炎主要傳染途徑是母子垂直感染，以及不潔針具注射所造成的水平感染，又發現疫苗接種可以預防傳染，在全面實施新生兒 B 型肝炎預防接種後，臺灣 B 型肝炎盛行率也因為發生率降低而大幅下降！

　　在 21 世紀的今日，必須兼顧預防保健與醫藥復健，才能

有效益、有效率地從健康促進、疾病預防、壽命延長三方面，來增進人類的健康福祉。

以新發病例探討病因

　　無論是透過人體臨床試驗來探討藥物預防或治療疾病的成效，或是透過世代追蹤研究來探討疾病的病因，都是先招募未曾得過病的人自願參與研究。臨床試驗是在收案後，將試驗對象隨機分配到實驗組和對照組，然後追蹤觀察在接受藥物或安慰劑一段時間後，兩組的疾病發生率是否有顯著差異？世代追蹤研究則是觀察研究世代在日常生活的危險因子暴露狀況，並且定期追蹤發病的狀況，經過一段時間後，分析危險因子的暴露是否與疾病的發生有顯著相關？

　　利用病例對照研究來探討疾病的病因，都是以新發病例為研究對象。因為盛行病例包括了新、舊病例，舊病例除了有致病因子以外，還有決定預後或存活的因子存在，很容易彼此混淆而無法辨明。

　　舉例來說，我們透過病例對照研究來探討肺癌的致病因子，從臺北市三家醫學中心召募剛被確診的新病例當作病例組，並且召募年齡、性別配對的健康人做為對照組。以問卷調查以往暴露在各種致病因子，包括吸菸習慣、二手菸的暴露、烹飪油煙暴露、廚房有無裝設抽油煙機、肺癌家族史、職業暴

露史等的狀況。結果發現抽菸的年數和每日抽菸量、二手菸暴露量、未裝抽油煙機的廚房烹飪年數、肺癌家族史、從事廚師行業，都和肺癌的發生有顯著的相關。

如果召募盛行病例進行研究，可能會包括已經確診相當久而且仍然存活的舊病例。社會經濟地位或教育程度較高的病例，往往較早發現癌症、有較好的治療、較長的存活期，也較少抽菸，納入存活的盛行病例，就可能低估了病例組的抽菸狀況，造成抽菸與肺癌相關性的低估。抽菸量越高的肺癌病人，越可能死於抽菸引起的其他疾病，像缺血性心臟病、其他癌症等；納入存活的盛行病例，也會因此低估病例組抽菸量，造成抽菸與肺癌的劑量效應關係被低估。

我們在進行鼻咽癌的病例對照研究時，從六家醫學中心召募剛被確診而且尚未治療的新發病例當作病例組，並且召募年齡、性別配對的健康人做為對照組。除了以問卷調查以往暴露在各種致病因子的狀況，也採血進行 Epstein-Barr 病毒的抗體濃度的檢測分析。我們發現抽菸習慣、鼻咽癌家族史、Epstein-Barr 病毒抗體濃度偏高，都和鼻咽癌有顯著相關。已經治療過的鼻咽癌病例，血清中的 EB 病毒抗體濃度會明顯降低，如果把他們納入病例組，鼻咽癌與 EB 病毒抗體濃度的相關性就會被低估。

2.

———

死亡率與
致死率

2021 年 5 月臺灣本土 COVID-19 確診病例不斷增加的時候，確診死亡人數也不斷增加，當時某媒體報導「臺灣 COVID-19 死亡率高達 5％，遠大於全世界死亡率的 2％，也比許多國家高出甚多！」

我內人說：「COVID-19 怎麼會導致臺灣每二十個人就有一人死掉呢？死亡率竟然比發生率還要高？」原來媒體記者把死亡率和致死率混為一談了。

事實上，死亡的機率有兩種：死亡率和致死率。

死亡率是指在一段時期內，某一疾病的死亡人數（分子），除以所有人口數（分母）所得到的比率。

致死率是指在一段時期內，某一疾病的死亡人數（分子），除以該疾病的發生人數（分母）所得到的比率。

致死率是得到某一疾病的人死於該疾病的機率；死亡率則是一個人死於某一疾病的機率。分子都是某一疾病的死亡人

數，分母則分別是所有病人和所有人口，必須把死亡率和致死
率區別清楚，才能避免混淆！

　　舉個例子來說，截至 2022 年 2 月 20 日，臺灣 2386 萬人
當中，有 20010 名 COVID-19 確診病例，其中 852 人死亡，
因 此 臺 灣 COVID-19 的 累 積 死 亡 率 是 每 百 萬 人 35.7
（852÷23.86），致死率 4.26％（852÷20010）。在圖 3-4 的
14 國當中，臺灣有次低的 COVID-19 累積死亡率，僅高於紐
西蘭；但在圖 3-5 的 14 國當中，臺灣卻有最高的致死率，其
原因在於臺灣的確診病例的年齡偏高甚多。

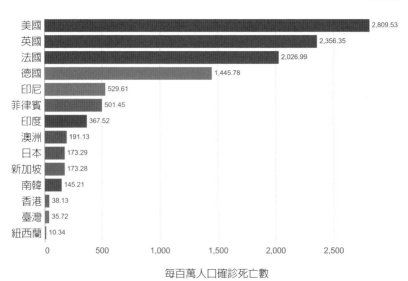

圖 3-4：14 國截至 2022 年 2 月 20 日
每百萬人口 COVID-19 累積確診死亡數

出處：Our World in Data （https://ourworldindata.org/covid-cases）

圖 3-5：14 國截至 2022 年 2 月 20 日
COVID-19 疾病致死率

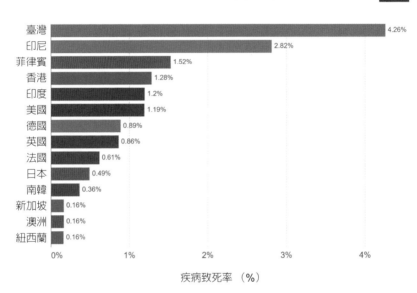

疾病致死率（%）

出處：Our World in Data （https://ourworldindata.org/covid-cases）

發生率、死亡率與致死率的關係

我們可以進一步來看看致死率、發生率、死亡率三者的關係：

疾病發生數和死亡數除以人口數，就分別是發生率（I）和死亡率（M）；致死率（F）是疾病死亡數除以發生數，也

就是死亡率除以發生率（F＝M÷I）。換句話說，死亡率是發生率乘以致死率（M＝I×F）

　　一個國家的 COVID-19 死亡率高，可能有兩種原因：**發生率高，或是致死率高**。臺灣由於審慎以對、迅速應變、超前部署、公開透明、社會團結，即使不封城、不普篩，在 2300 萬無名英雄的共同努力下，臺灣 COVID-19 的發生率和死亡率，在全世界是數一數二最低的國家，如圖 3-3 及圖 3-4 所示，臺灣的 COVID-19 累積致死率從 2020 年 2 月 15 日到 2021 年 5 月底都維持在 1.6％以下，低於德國（最高 5％）、美國（最高 6％）、加拿大（最高 8％）、英國和法國（最高 15％），如圖 3-6 所示。

　　2021 年 5 月中旬的 Alpha 變異株流行，導致臺灣的確診病例大幅增加，加上確診病例的年齡偏老，6 月起的累積致死率就急速上升至 5％。直到 2022 年初全球開始流行 Omicron 變異株，增加了不少輕症或無症狀的確定病例，才使得累積致死率逐漸下降，到了 2022 年 5 月 10 日，美國、加拿大、英國、德國、法國和臺灣的累積致死率分別下降至 1.2％、1.0％、0.8％、0.5％、0.5％和 0.2％。Omicron 變異株的致死率比其他變異株低，再加上疫苗接種涵蓋率的提升，使得 6 國的 COVID-19 的致死率普遍下降。

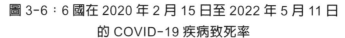

圖 3-6：6 國在 2020 年 2 月 15 日至 2022 年 5 月 11 日的 COVID-19 疾病致死率

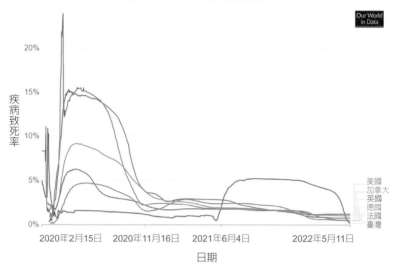

出處：Our World in Data （https://ourworldindata.org/covid-cases）

　　決定致死率高低的因素有二：**確診病例的特性，以及醫療照顧的良窳**。如果確診病例大多數是高齡，甚至同時患有慢性病，死於 COVID-19 的機率就會增加，致死率也會偏高。如果醫療資源不足，病例無法得到妥善照顧，致死率也會偏高。特別是在短期內病例暴增，醫院病房有限、呼吸器有限、病人被好好照顧的機會有限，致死率就會增高。任何一個國家，面臨確診病例大量增加時，致死率往往會大幅上升，歐美各國在

2020 年上半年，因為 COVID-19 在老人院擴散蔓延，由於老人較易死亡，而且醫療資源也來不及支援，所以致死率瞬間暴增；當流行傳播到年輕族群，而且醫護體系也動員起來，致死率就會大幅下降。

致死率越高的疾病，當然越可怕！狂犬病的致死率幾乎可達 100 ％、伊波拉病毒病的致死率是 25 ～ 90 ％、SARS 10 ％、MERS 35 ％、西班牙流感 2 ～ 3 ％、H1N1 新型流感 0.02 ％。世界各國的 COVID-19 致死率在 2021 年大都維持在 2 ％左右，但是不同國家的致死率會有很大的差異，會因著變異株、病人年齡組成、醫療量能、統計資料正確性的不同而異。

公平的競賽：標準化比率

既然年齡會影響疾病的發生率、死亡率和致死率，而不同的國家的人口年齡結構又不一樣，如果只分析比較粗發生率（總發生數除以總人口數）、粗死亡率（總死亡數除以總人口數）、粗致死率（總病例死亡數除以總病例發生數），很顯然是不夠精細的。必須計算各年齡層的比率加以比較，甚至以標準人口的各年齡層人口數，計算年齡標準化比率來進行比較。

一個國家的人口年齡結構，會隨著年代而改變，像臺灣數

十年來的人口，就一直在快速老化。如果要分析疾病死亡率或發生率的長期變遷趨勢，就必須把年齡加以分組或調整來做分析。要比較不同國家或不同年代的癌症、腦血管疾病等慢性疾病的發生率或死亡率的差異，也必須考量年齡結構的影響。

我們舉個例子來說明怎樣計算標準化比率，如表 3-2 所示，甲、乙兩國人口的年齡結構大不相同，< 40 和 40 ＋歲的年齡別人口數，甲國分別是 10000 人和 40000 人，乙國分別是 40000 人和 10000 人。< 40 和 40 ＋歲的年齡別死亡數，甲國分別是 10 人和 160 人，乙國分別是 40 人和 40 人，兩國< 40 和 40 ＋歲的年齡別每千人口死亡率，分別都是 1.0 和 4.0。但是，兩國的每千人口粗死亡率（總死亡數除以總人口數），卻是甲國 3.4、乙國 1.6，呈現明顯的差異，這是甲國高死亡率的 40 ＋歲年齡組的人口占比（80％）遠高於乙國（20％）的緣故。

我們可以把兩國人口合併當作標準人口，因此< 40 和 40 ＋歲的年齡別人口數，就分別是 50000 人和 50000 人。進一步按標準人口的年齡別人口數，以及甲、乙兩國的年齡別死亡率，來計算年齡標準化死亡率，結果兩地的每千人口年齡標準化死亡率都是 2.5，完全相同！

表 3-2：年齡別死亡率、粗死亡率及年齡標準化死亡率的比較

年齡（歲）	甲國			乙國		
	死亡數	人口數	每千人口死亡率	死亡數	人口數	每千人口死亡率
< 40	10	10000	1.0	40	40000	1.0
40+	160	40000	4.0	40	10000	4.0
總計（粗率）	170	50000	3.4	80	50000	1.6
年齡標準化死亡率			2.5			2.5

　　要比較不同地區或不同時期的疾病發生率、死亡率或致死率的時候，一定要考慮可能影響它們的年齡、性別、種族、社會經濟地位、教育程度等人口結構，是否存在明顯的差異？如果是的話，就必須先進行標準化分析。因為標準化分析調整了不同地區或不同時期的人口結構，所以也可稱為調整化分析，例如年齡標準化死亡率，也可稱為年齡調整化死亡率。

　　2021 年 4 月 30 日以前，和 2021 年 5 月 1 日至 9 月 30 日兩段期間，臺灣的 COVID-19 年齡別確診病例人數、死亡人數和致死率，以及粗致死率，如表 3-3 所示。4 月 30 日以前和 5 月 1 日以後的粗致死率（總死亡人數除以總確診人數），分別是 1.2％和 5.6％，後期是前期的 4.7 倍。但是各年齡層致死率，後期都未達前期的兩倍。這是因為前期的確診病例以年輕人居多，39 歲以下占了 68％；後期的確診病例以中、老年

人居多，40 歲以上占了 67%。

表 3-3：臺灣在 2021 年 5 月 1 日前後之
COVID-19 年齡別致死率與粗致死率

年齡	2021 年 4 月 30 日以前			2021 年 5 月 1 日至 9 月 30 日		
	確診人數	死亡人數	致死率	確診人數	死亡人數	致死率
＜ 30 歲	489（43%）	0	0.0%	2777（18%）	0	0.0%
30 ～ 39	286（25%）	0	0.0%	2307（15%）	8	0.3%
40 ～ 49	141（13%）	2	1.4%	2355（16%）	21	0.9%
50 ～ 59	106（9%）	2	1.9%	2724（18%）	64	2.3%
60 ～ 69	74（7%）	4	5.4%	2928（19%）	227	7.8%
70 ～ 79	25（2%）	3	12.0%	1376（9%）	259	18.8%
＞ 80 歲	7（1%）	2	28.6%	639（4%）	255	39.9%
總計	1128	13	1.2%	15016	834	5.6%

　　由於前、後期確診病例的年齡分布差異太大，必須計算年齡標準化致死率，才適合互相比較。如表 3-4 所示，我們以 2020 年的臺灣全人口數當作標準人口，首先計算各年齡層人口數占總人口數的百分比（P），然後把前、後期的各年齡層致死率（F），乘上該年齡層人口數的百分比（P×F），再將各年齡層的乘積合計加總，就可以得到前、後期的年齡標準化致死率，分別是 3.075% 和 4.272%，兩期的差異就大幅縮小，後期是前期的 1.39 倍。

表 3-4：臺灣在 2021 年 5 月 1 日前後之
COVID-19 年齡標準化致死率

年齡（歲）	標準人口年齡組別人數及百分比（P）	2021 年 4 月 30 日以前		2021 年 5 月 1 日至 9 月 30 日	
		致死率（F）	P × F	致死率（F）	P × F
＜ 30	721 萬（31%）	0.0%	0.000%	0.0%	0.000%
30 ～ 39	348 萬（15%）	0.0%	0.000%	0.3%	0.045%
40 ～ 49	378 萬（16%）	1.4%	0.224%	0.9%	0.144%
50 ～ 59	363 萬（15%）	1.9%	0.285%	2.3%	0.345%
60 ～ 69	312 萬（13%）	5.4%	0.702%	7.8%	1.014%
70 ～ 79	149 萬（ 6%）	12.0%	0.720%	18.8%	1.128%
＞ 80	85 萬（ 4%）	28.6%	1.144%	39.9%	1.596%
總計	2356 萬（100%）		3.075%		4.272%

　　由於臺灣的 60 歲以上的人口占比高達 23％，前期和後期的年齡標準化致死率，會分別高於前期和低於後期的粗致死率；因為標準人口的年齡結構，比前期確診病例的年齡結構偏向年老，而比後期確診病例的年齡結構偏向年輕。如果選擇較年輕的標準人口，計算出來年齡標準化致死率就會因而降低。

　　在進行不同地區、年代或群體的健康狀況比較時，不僅不可以只比較疾病發生數或死亡數（分子），還要利用人口數（分母）來計算發生率或死亡率；更需要考慮不同地區、年代或群體的年齡、性別、種族、教育程度等人口組成，是否有差異？若有差異，還必須計算標準化發生率或死亡率來進行比

較，才可以避免「見樹不見林」的思考謬誤。貿然下斷論，不但不客觀、不公平，同時也容易做出不正確的判斷，導致錯誤的結論，誤導民眾對真相的了解。

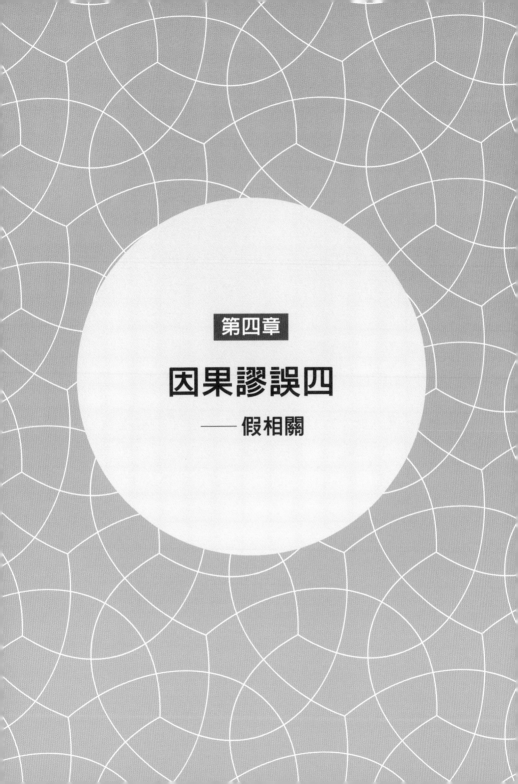

第四章

因果謬誤四

—— 假相關

因果思辨

① 如果肺癌病例是選自臺北榮民總醫院，而對照組
選自天母社區居民，研究結果發現「外省籍貫」
和「軍人職業」都和肺癌有統計顯著相關存在，
得到「軍人職業、外省籍都與罹患肺癌有統計相
關」的結論，你覺得該結論有可信度嗎？

② 海拔越低水源汙染越嚴重；水源汙染越嚴重，霍
亂死亡率越高。如果有人卻認為海拔越低才使得
霍亂死亡率越高，你認為何者是干擾因子？

1.
—

是巧合，
還是確實有相關？

　　我們在判定兩事件是否有因果相關時，首先必須先檢視兩事件之間是否有相關性？如果 A 事件存在或發生，B 事件也常會存在或發生，A、B 兩事件就可能是有相關性。

　　接著，我們會再進一步分析，兩事件一同存在或發生的現象，究竟是巧合，還是確實有相關？也就是要考慮兩事件的相關性，是否具有統計上的顯著意義？最後還必須判斷具有統計顯著意義的相關，是因果相關或是假相關？

　　舉個例來說，臨床醫師觀察到腦中風的病人經常患有高血壓，於是展開病例對照研究，發現腦中風病例組罹患高血壓的百分比，比起性別、年齡配對，但是沒有罹患腦中風的對照組，要高出很多，他就可以下結論說「高血壓和腦中風彼此有相關」。

　　但是如果該名醫師只觀察 10 對性別、年齡配對的病例對照，其中 1 對腦中風病例和對照都有高血壓，4 對病例有高血

壓而對照沒有高血壓，1 對病例有沒高血壓而對照有高血壓，4 對病例與對照沒有高血壓，計算出來的相對風險是四倍。有人會懷疑這可能是巧合，因為研究人數太少了。確實，這樣的相關並不具有統計顯著意義！

如果他繼續觀察 250 對配對的病例對照，結果發現 25 對腦中風病例和對照都有高血壓，100 對病例有高血壓而對照沒有高血壓，25 對病例有沒高血壓而對照有高血壓，100 對病例與對照沒有高血壓，雖然計算出來的相對風險仍是四倍，高血壓和腦中風的相關已經達到統計顯著意義，因為已有足夠的研究對象！

由此可知，相關的統計顯著性，和樣本數的大小有關，<u>**樣本數越大，統計上的顯著意義越高**</u>。

相關效標：因果變項相關性高低的指標

分析原因變項和結果變項之間的相關程度，常會使用不同的相關效標來加以評估。原因和結果變項可以是兩分變項（有或無）或是連續變項（測量值）。相關效標，可以分成**定性效標和定量效標**。

定性效標是用來分析有無原因變項和有無結果變項之間的相關，例如有無病因暴露和有無疾病發生、有無接種疫苗和有無得到感染等，原因和結果都屬於定性的兩分變項；<u>**定量效標**</u>

則是用來分析連續性的原因變項和連續性的結果變項之間的相關。例如飲水含砷量和血壓測量值、空氣 PM2.5 暴露量和肺功能測量值等、原因和結果都是定量的連續變項。

定性資料的相關效標，都是以事件發生機率來估計。

如表 4-1 所示，有病因暴露（或醫護介入）者的疾病發生率 P_1（即 a/n_1），以及沒有病因暴露（或醫護介入）者的疾病發生率 P_0（即 c/n_0）。

表 4-1：發病與否和有無病因暴露／醫護介入的 2×2 關聯表

病因暴露／醫護介入	發病	未發病	合計
有	a	b	n_1
無	c	d	n_0
合計	m_1	m_0	N

定性資料的相關效標，包括了相差風險，P_1-P_0；相對風險，P_1/P_0；風險變化量，$(P_1-P_0)/P_1$；風險對比值，$[P_1 \times (1-P_0)]/[P_0 \times (1-P_1)]$。

如果 P_1 和 P_0 差異越大，表示兩者的相關越強。

如果 $P_1 = P_0$，即表示疾病與暴露或介入因子無相關存在。相差風險、風險變化量等於 0，相對風險、風險對比等於 1。

相差風險、風險變化量離 0 越遠，相對風險、對比危險離

1 越遠，即表示疾病和暴露或介入因子的相關性越高。

　　以 COVID-19 疫苗接種的例子來看，如果疫苗組的發病率 P_1 是 0.002，對照組的發病率 P_0 是 0.010，兩組的相差風險 P_1-P_0 是 -0.008（疫苗組的發病率比對照組少千分之八）、相對風險 P_1/P_0 是 0.2（疫苗組的發病率只有對照組的五分之一）、風險變化量 $(P_1-P_0)/P_1$ 是 -80%（疫苗組的發病率比對照組減少 80%）、風險對比值 $[P_1\times(1-P_0)]/[P_0\times(1-P_1)]$ 是 0.1984，顯示打疫苗會顯著降低發病率。

　　定量的原因變項和定性的結果變項的相關效標，常常會評估兩者間的劑量效應關係。

　　如圖 4-1 所示，我們的 REVEAL-HBV 研究分析了 B 型肝炎帶原者在收案時的血清 B 型肝炎病毒量濃度，與肝細胞癌的 13 年累積發生率的相關性。結果發現血清 B 型肝炎病毒量越高，肝細胞癌的累積發生率也越高，從 B 型肝炎病毒量最低濃度（＜300 拷貝數／毫升）的 1.3%，一直增加到最高濃度（一百萬以上拷貝數／毫升）的 14.9%，呈現進入研究時，B 型肝炎病毒量越高，肝細胞風險越高的劑量效應關係。B 型肝炎病毒量已成為預測肝硬化和肝細胞癌發生風險的最重要致病因子，無論是美國肝病研究學會（AASLD）、歐洲肝臟研究學會（EASL）、亞太肝臟研究學會（APASL）的臨床指引，都把病毒量當作決定是否使用抗病毒藥物或肝癌定期檢查的最重要指標。

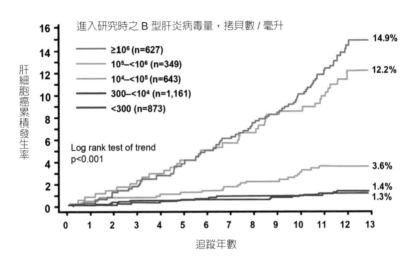

圖 4-1：REVEAL-HBV 研究的 B 型肝炎帶原者肝細胞癌 13 年累積發生率，按進入研究時 B 型肝炎病毒量分

出處：Chen CJ, et al. Risk of hepatocellular carcinoma across a biological gradient of serum hepatitis B virus DNA level. JAMA 2006;295:65-73.

　　上述研究結果於 2006 年發表於《美國醫學會期刊》（*JAMA*），根據 Google Scholar 網站的統計，至今已被引用超過 3800 次，而且也在 2021 年被《Nature Review Gastroenterology and Hepatology》選爲經典論文。

定量相關效標：相關係數

當原因與結果變項都是連續變項時，最常使用的相關定量

效標就是相關係數。

　　相關係數（correlation coefficient, r）被用來表示兩變項之間的線性相關強度，其數值介於 +1 與 -1 之間。**當兩變項無相關時，r ＝ 0；完全正相關時，r ＝ +1**，兩變項具有線性轉換關係，如攝氏溫度與華氏溫度的 r 值即為 +1；**完全負相關時，r ＝ -1**。

　　除了計算相關係數來估計兩變項的相關性而外，也可觀察兩變項的散布圖，初步估計相關的大小。**散布情況越接近直線，表示相關越高；散布情況越分散，越近似圓形，表示相關越低。**

　　相關係數的數值離零越遠，表示兩變項共同變化的現象越明顯，但是還必須透過統計檢定，來確定該相關係數是否具有統計顯著意義。相關係數的統計顯著性檢定，是先設定兩變項無相關存在的零假說（或稱虛無假說，$H_0 : \rho = 0$），再計算零假說成立的狀況下，得到該相關係數 r 值的機率（P 值）是多少，如果 P 值小於 0.05 或更小，即可推翻零假說，而認定取代假說（也就是有相關存在的假說）是正確的。**P 值越小，表示相關的統計意義越顯著。**

　　樣本數是決定統計顯著意義的重要因素之一，樣本數大（如 200 人），即使微弱的相關係數（如 r ＝ 0.20）也可以達到統計上顯著水準。樣本數越小，相關係數必需越大，才能確定兩變數有顯著相關存在。**只有在 r 值大，而 P 值小的情況**

下，才表示兩者有統計顯著的相關存在。

　　圖 4-2 是臺灣與 G20 和 OECD 國家的 COVID-19 疫苗接種覆蓋率（橫軸），與 2021 年每十萬人口 COVID-19 累積死亡率（縱軸）的散布圖。我們可以看到接種覆蓋率越高，累積死亡率越低的趨勢；再加上相關係數 r 值爲 -0.41，統計顯著檢定 P 值爲＜0.004，**表示接種覆蓋率與 COVID-19 累積死亡率的確有顯著的負相關。**

圖 4-2：臺灣與 G20 和 OECD 國家的 COVID-19 疫苗接種覆蓋率和 2021 年每十萬人口 COVID-19 累積死亡率的相關

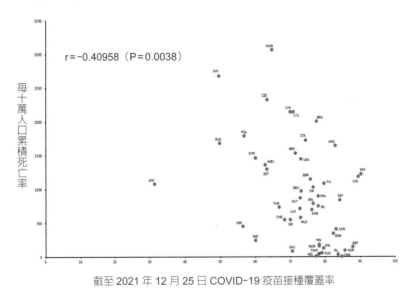

截至 2021 年 12 月 25 日 COVID-19 疫苗接種覆蓋率

　　圖 4-3 是臺灣與 G20 和 OECD 國家的 COVID-19 疫苗接種覆蓋率，與 2021 年每十萬人口超額累積全死因死亡率的散布圖。超額累積全死因死亡人數，是指疫情期間的全死因死亡人數，減去根據非疫情期間全死因死亡率估計出來的預期死亡人數，所得到的差值。**超額死亡數越高，表示疫情期間的所有死亡人數，超過預期死亡人數越多。**

圖 4-3：臺灣與 G20 和 OECD 國家的 COVID-19 疫苗接種覆蓋率和 2021 年每十萬人口累積超額全死因死亡率的相關

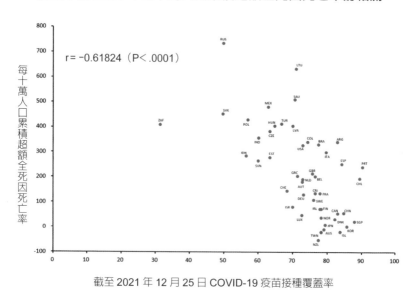

截至 2021 年 12 月 25 日 COVID-19 疫苗接種覆蓋率

　　從圖 4-3 中可以看到疫苗接種覆蓋率越高的國家，超額累積全死因死亡率越低，而且散布情況比圖 4-2 更聚集。兩者的相關係數 r 值為 -0.62，統計顯著性檢定 P 值為 ＜ 0.001，**表示接種覆蓋率與超額累積全死因死亡率有很顯著的負相關。**

　　值得思考的是，為什麼超額累積全死因死亡率的相關係數，竟然大於 COVID-19 累積死亡率呢？這是因為不同國家檢測 COVID-19 的完整性不同，有些國家死於 COVID-19 的死者，並未被正確歸因於 COVID-19，而被列為其他死因，特別是疫苗接種覆蓋率低的俄羅斯、南非、印尼和印度。

　　疾病和危險因子之間，有統計相關存在，並不表示就有因果關係，往往只有少數的統計相關，屬於因果相關。

　　因果相關是指有統計顯著相關的兩變項，**其中一個變項的質和量改變時，會導致另一個變項的質和量的改變，前者稱之為因，後者稱之為果。**換言之，統計相關是不具方向性或時序性，而因果相關是具有方向性或時序性，因一定要在果前面，而且因與果發生的時間間隔，還必須大於「因引起果」所需要的潛伏期或誘導期，才能確定其因果關係。

2.

―

假相關

　　沒有因果性的統計顯著相關，稱為「人為相關」「次級相關」或「假相關」。假相關的產生，往往是資料蒐集方法或研究樣本選取的偏差，或是干擾因子的作用所造成。

　　舉例來說，在進行肺癌的病例對照研究時，如果肺癌病例是選取自臺北榮民總醫院，而對照組選自天母社區居民，研究結果發現「外省籍貫」和「軍人職業」，會和肺癌有統計顯著相關存在。這是因為臺北榮民總醫院的肺癌病例以退伍軍人最多，而且退伍軍人又以外省籍占多數；而天母社區居民當中，軍人及外省籍所占的比例就低很多。因此就會得到「軍人職業、外省籍都與罹患肺癌有統計相關」的結果。這種源自樣本選取偏差的統計相關，並無因果性，只是假相關。

　　在探討肺癌的風險因子時，研究者常會研究「家族裡有沒有人得過肺癌？」這個問題，如果訪視員先入為主認為病例組應該會有家族史，會不自覺地逐一詢問每位病例每一位家族成員是否得過肺癌；而在詢問對照組個案的時候，卻只是大略地

問家族裡有沒有人得過肺癌，而未逐一詢問每一位家族成員是否得過肺癌。由於資料蒐集的嚴謹度不同，可能會得出「家族肺癌史與肺癌有統計相關」的結論。這種源自資料蒐集偏差的統計相關，並無因果性，只是假相關。這兩類假相關，可以藉著研究方法的改善來加以避免。

　　假相關也可能來自干擾因子的作用。舉例來說，當甲和乙有因果相關，而且也和丙有因果相關的時候，乙和丙之間就會產生統計相關。當乙和丙之間的統計相關並無因果性存在時，就屬於假相關。在這種狀況下，甲就稱為干擾因子。

　　著名的流行病學先驅威廉・華爾在研究 19 世紀的英國霍亂流行的成因時，犯了相同的錯誤。他的研究結果發現，海拔越高的地區，霍亂死亡率越低。他根據瘴癘說的觀點下結論：「低地空氣較骯髒，比較容易得到霍亂；地勢越高，空氣越純淨，死於霍亂的機會也越小。」後來，瘴癘引起霍亂的說法，被約翰・史諾根據他著名的倫敦霍亂研究所提出的「水源汙染說」所推翻。原來，**水源汙染與海拔高低有因果相關，也就是海拔越高水源汙染越輕微；水源汙染也與霍亂死亡率有因果相關，也就是水源汙染越嚴重，霍亂死亡率越高。**由於水源汙染和海拔高低、霍亂死亡率，都有因果關係存在，所以才造成海拔高低與霍亂死亡率的假相關，水源汙染即是兩者間的干擾因子。

選取樣本偏差造成的假相關

樣本選取偏差所帶來的假相關，會出現在臨床試驗、世代追蹤研究和病例對照研究。因此在進行研究設計時，必須針對研究對象的選取仔細考量，像是年齡、性別、婚姻狀況、教育程度、社會經濟地位、居住地區、參加研究意願、研究可行性、健康狀況、群體發病率、研究所需樣本數等，都要一一考慮。

臨床試驗的隨機雙盲程序，避免造成假相關

舉例來說，COVID-19 疫苗的臨床試驗，必須列明受試者的納入與排除條件，包括年齡範圍、健康與醫療狀況、女性生育與懷孕狀況、出國旅遊史、接種疫苗史等。符合條件的受試者完全了解試驗內容之後，必須簽署參加試驗同意書。這些未曾感染過 COVID-19，也未曾接種過 COVID-19 疫苗的受試者，還必須接受健康檢查與抽血檢驗。

接著利用隨機雙盲分配的方法，將合格的受試者分配到試驗組和對照組。因為是隨機分配，所以執行試驗的研究醫師和每個受試者，都無法決定哪個受試者要分配到試驗組或對照組。因為是雙盲程序，所以研究醫師或受試者也無法知道哪個受試者是分配在試驗組或對照組，一直要等到受試者試驗期程屆滿才能解盲。如此嚴謹的設計，就是要避免樣本選取的偏差。

如果讓研究醫師或受試者決定誰被分配到試驗組或對照

組，就有可能發生選樣偏差所造成的假相關。舉例來說，如果可以自我選擇的話，比較注意自己健康的受試者，可能會選擇到試驗組。由於他們被 COVID-19 感染而發生疾病或重症的機會，原本就會比較低，因而會使得試驗組的感染率低於對照組，也比較容易得到「COVID-19 疫苗可以預防發病或重症」的試驗結論。

　　如果受試者已經知道被分配到對照組，可能比分配到試驗組的受試者，更加遵守防疫守則，經常勤洗手、戴口罩、避免群聚和保持社交距離，因而降低被感染的機會，而造成「COVID-19 疫苗不能預防感染、發病或重症」的試驗結論。臨床試驗的雙盲隨機分配，確保了試驗組與對照組的分配正確性與可比較性，更確保試驗結果的有效性。

　　在疫苗或治療藥物的臨床試驗，以及探索病因的世代追蹤研究當中，受試者定期回診追蹤也很重要，如果回診率低或退出率高，有可能會造成偏差。舉個例來說，如果疫苗副作用使得試驗組的回診率偏低，或是癌症藥物試驗的對照組因治療未癒而退出率偏高，都有可能出現樣本選取偏差造成的假相關。

世代研究的追蹤率差異，可能會造成假相關

　　在研究肝細胞癌及 B 型肝炎帶原的長期追蹤研究中，如果帶原者的追蹤率，無論是否發生肝癌都一樣，例如均為90％，而非帶原者的追蹤率，無論是否發生肝癌都一樣，例如

均為 80％，雖然帶原者與非帶原者的追蹤率不同，並不會產生假相關。

如果發生肝癌者的追蹤率，無論是否帶原都一樣，例如均為 90％，而未發生肝癌者的追蹤率，無論是否帶原都一樣，例如均為 80％，也不會造成假相關。

但是，如果帶原的肝癌病人、非帶原的肝癌病人、帶原的非肝癌病人、非帶原的非肝癌病人等四組研究對象的追蹤率不相同，就有可能導致嚴重的偏差而造成假相關。

病例對照的選樣偏差，也會造成假相關

在進行探討病因的病例對照研究，病例組和對照組的選取，必須考慮到病例組的臨床與病理診斷標準、是選自醫療院所或社區或團體，對照組是選自醫療院所或社區或團體，病例組與對照組的人口學特徵和干擾因素是否相同、是否實際可行而且可必較性高，是否採集血液或尿液檢體進行檢測等。

一般而言，病例組大多數是選取自醫院，對照組可以選取自醫院或社區。從醫院選取病例組，而從社區選取對照組的時候，必須考慮醫院的特性。如果這家醫院是該社區唯一的醫院，病例組都是來自該社區，從社區選取對照組就很合適。如果這家醫院是醫學中心，病例來自全國各地，而對照組只選自鄰近的社區，病例組最好是選取前往該醫學中心就醫的鄰近社區的病例，以確保兩組之間的可比較性。

　　前述的肺癌病例對照研究，如果從臺北榮總選取肺癌病人做為病例組，對照組不適合選取附近天母地區的社區居民，而較適合選取自到臺北榮總診療，而不曾被診斷過有肺癌的病人。要探討抽菸和肺癌之間的相關時，若能選取和抽菸無關的疾病的病人當作對照組最為理想，因為其吸菸狀況比較接近於族群。問題是研究者可能無法確定哪些疾病和抽菸真的無關。

　　醫院對照的選取，可能會有下列的好處：（一）病例組和對照組在決定到哪家醫院就醫的因素比較相近，如年齡、籍貫、職業、居住地、經濟狀況、保險給付等，可以避免這些因素可能帶來的干擾。（二）從相同醫院選取對照組，研究人力、經費都比較節省可行。（三）病例組和對照組在相同醫院接受研究訪視，受訪情境、回應率、資料完整性較為相近。

　　一般而言，以醫院所有其他疾病患者做為對照組，要比只選單科患者做為對照組為佳。有些研究選取不同疾病的病人組成多重對照組，來和病例組進行比較。如果病例組的危險因子暴露狀況，確實比各科對照組都偏高的話，就更有利於證明該危險因子與疾病的相關性。

　　選取醫院對照常會遇到柏克森偏差（Berkson bias）：「如果暴露於危險因子者，在該家醫院就醫的機率，較高於未暴露者；而且病例組和對照組患者，到該醫院就醫的機率也不相同，危險因子與疾病的相關性就會被高估或低估。」這種情形，最常出現在該醫院各科知名度不一的情況下。

　　舉例來說，在探討肺腺癌和抽菸的相關性時，如果選擇了一家以胸腔科聞名的醫學中心，來進行病例對照研究。因為肺癌患者都慕名到這家醫學中心，而選取對照組的其他科別並沒有特別出名。因此病例組與對照組到該醫學中心就醫的機率不同，而且抽菸者與非抽菸者到該醫學中心就醫的機率也不同。

　　如表 4-2 所示，如果該醫學中心所在的都市有兩百萬人，其中有 400 名肺腺癌病例，1,999,600 人未罹患肺腺癌；該都市抽菸者有 300,000 人，1,700,000 人是非抽菸者。400 名肺腺癌病例當中，70 名有抽菸習慣，130 名沒有抽菸習慣，抽菸者罹患肺腺癌的風險對比值是 1.2 倍 [（70×1699670）/（330×299930）]，**顯示抽菸和肺腺癌沒有明顯相關。**

　　選取該醫學中心的 200 名肺癌患者為病例組，另外選取 400 名其他科病人為對照組。然後詢問他們的抽菸狀況，發現 35 名病例和 15 名對照是抽菸者、165 名病例和 385 名對照是非抽菸者。病例組和對照組患者，到該醫院就醫的機率大不相同，病例組的就醫機率（200 / 400 = 0.5）遠大於對照組（400 / 1999600 = 0.0002）；抽菸者與非抽菸者，到該醫學中心就醫的機率也不相同，抽菸者（50 / 300000 = 0.00017）低於非抽菸者（550 / 1700000 = 0.00032）。在該醫學中心所進行的病例對照研究，竟發現抽菸罹患肺腺癌的風險對比值卻高達 5.4 倍 [（35×385）/（15×165）]。**很明顯高估了抽菸罹患肺腺癌的風險，造成假相關。**

表 4-2：選樣偏差的病例對照研究會造成
高估風險對比值的假相關（離零偏差）

全市				醫學中心			
抽菸習慣	肺腺癌病例	醫院對照	合計	抽菸習慣	肺腺癌病例	醫院對照	合計
有	70	299930	300000	有	35	15	50
無	330	1699670	1700000	無	165	385	550
合計	400	1999600	2000000	合計	200	400	600
風險對比值	1.2			風險對比值	5.4		

　　再以喝酒習慣與肝細胞癌為例。我們在林口長庚醫院和高醫大中和醫院進行肝細胞癌的病例對照研究時，以骨科和眼科患者做為對照組，結果發現喝酒習慣與肝細胞癌竟然呈現負相關，也就是有喝酒習慣者罹患肝癌的風險，比無喝酒習慣者低。但是以社區居民為對照組時，卻發現有喝酒習慣者發生肝細胞癌的風險，是無喝酒習慣者的兩倍。進一步比較分析發現，醫院對照組，特別是骨科患者，有許多是飲酒開車肇事導致骨折的個案，所以**有喝酒習慣的比例遠高於社區對照，也因此低估了喝酒習慣和肝細胞癌的相關性。**這也是一種選樣偏差造成的正相關變成負相關。

　　除了社區對照和醫院對照外，有些研究是以兄弟姐妹、配偶、同學、同事或鄰居做為對照組。以兄弟姐妹做為對照組，可以減少遺傳基因和年輕時共同生活環境所帶來的干擾；相反

地，如果要研究遺傳或共同生活環境和疾病的相關性，以兄弟
姐妹做爲對照組，就可能低估相關性。選擇配偶做爲對照組，
必須男女病例的數目相近，才可以讓對照組和病例組的性別分
布相同。以同學或同事做爲對照組，可能在社會經濟地位、教
育程度、職業等的分布，與病例組較接近，受訪的回應率也較
相同。

蒐集資料偏差造成的假相關

蒐集資料偏差所帶來的假相關，也會出現在臨床試驗、世
代追蹤研究和病例對照研究，因此在進行研究時，必須確保資
料的正確性。危險因子暴露資料的收集，包括問卷調查訪視、
現有資料檢索以及生物標記檢驗。在病例對照研究的設計當
中，研究對象必須回憶以往的暴露經驗，因此常常面臨到記憶
不全所造成的困擾。如果記憶不全的狀況，病例組和對照組相
當一致，會導致風險對比值的降低。**如果回憶不全的狀況，病
例組和對照組並不相同，就會造成風險對比值的高估或低估，
以致產生假相關。**

在病例對照研究當中，也可以利用血液、尿液等生物檢
體，檢驗各種項目是否在病例組與對照組之間有顯著差異，來
分析是否和疾病有相關。但是，我們要確定收案時該項目的
檢驗結果，是否會與發病前的檢驗結果相同的。檢驗方法的好

壞，也會低估或高估疾病與檢驗項目的相關性。

　　檢驗方法的良窳可以利用它的**信度（reliability）和效度**（validity）來評估。

　　信度是指檢驗方法能測量到相同結果的程度，包括了再測信度（test-retest reliability，是否重複測量結果都一致），測際信度（inter-test reliability，是否不同測量方法結果都一致），評分者間信度（inter-tester reliability，是否不同測量者使用同一測量方法的結果都一致）等。**信度越高的方法，表示測量結果的一致性越高。**

　　效度包括了敏感度（sensitivity）和特異度（specificity），**它是指檢驗方法能否測量到真實結果的程度，也就是精準度。**以疾病的診斷來說，敏感度是指真正患病的人當中，有多少百分比檢驗呈現陽性；特異度是指真正沒有患病的人當中，有多少百分比檢驗呈現陰性。

　　在 B 型肝炎表面抗原剛剛被發現的時候，都是以較古老的檢驗方法（免疫雙向擴散法）來檢驗 B 型肝炎表面抗原。由於這個方法的敏感度和特異度並不高（大約 70％），因此並未發現 B 型肝炎表面抗原陽性和肝細胞癌有很高的相關性。直到放射免疫法（敏感度和特異度皆大於 95％）問世後，才發現 B 型肝炎表面抗原陽性和肝細胞癌有很高相關，B 型肝炎病毒引起肝細胞癌的重要性才被確定。

　　為了提高蒐集病因資料的正確性，可以同時利用問卷調

查、既有資料摘錄以及檢驗生物標記等三種方法，來正確評估
該病因的暴露狀況。為了提高疾病資料的正確性，可以同時利
用臨床診察、病歷查閱以及病理與影像診斷等三種方法，來正
確診斷發病狀況。不同的方法有不同的信度和效度，必須謹慎
地選用。

病因暴露資料的敏感度和特異度，會造成相關校標的估計偏差

　　如果檢驗病因方法的敏感度和特異度偏低，病因與疾病之
間的相關性就會被低估。

　　如表 4-3 所示， 在真實的狀況下，200 名肝細胞癌病例
當中，有 150 名是 B 型肝炎帶原者；而 200 名配對的健康對
照當中，只有 30 名是帶原者，所以真正的風險對比值是 17.0
[（150×170)/（30×50）]。

　　如果 B 型肝炎帶原檢驗方法，只有 70％的敏感度和特異
度，則 150 名帶原的肝癌病例，會有 105（150×70％）人陽
性、45（150×30％）人陰性；50 名非帶原的肝癌病例，會有
15（50×30％）人陽性、35（50×70％）人陰性；30 名帶原
的健康對照，會有 21（30×70％）人陽性、9（30×30％）人
陰性；170 名非帶原的健康對照，會有 51（170×30％）人陽
性、119（170×70％） 人陰性。

　　因此檢驗結果是肝癌病例有 120（105＋15）人陽性、80

（45＋35）人陰性；健康對照有 72（21＋51）人陽性、128（9
＋119）人陰性。

因此利用敏感度和特異度不高的檢驗方法，風險對比值只
有 2.7 [（120×128）/（72×80）]。

在這個例子中，我們可以看到，真實的風險對比值是
17.0，效度不佳的檢驗方法卻使得風險對比值降為 2.7，明顯
低估了風險對比值，<u>造成趨零偏差</u>（**本來應該有強相關，卻變
成弱相關**）。

表 4-3：檢驗敏感度與特異度不高低估
病例對照研究的相對風險（趨零偏差）

真實狀況				檢驗結果			
B 型肝炎表面抗原	肺細胞癌病例	健康	合計	B 型肝炎表面抗原	肺細胞癌病例	健康	合計
帶原	150	30	180	陽性	120	72	192
非帶原	50	170	220	陰性	80	128	208
合計	200	200	400	合計	200	200	400
風險對比值	17.0			風險對比值	2.7		

疾病診斷的敏感度和特異度，會造成相關效標的估計偏差
除了病因暴露資料的效度會造成相關校標的偏差外，疾病
診斷的效度，也可能產生偏差的相關效標。

> **如果暴露組與非暴露組的疾病診斷方法相同，敏感度或特異度越低，相對風險會越呈現趨零偏差。**

如果暴露組與非暴露組的疾病診斷方法不同，而有不同的敏感度和特異度，就可能會造成相關校標的高估或低估，呈現離零偏差（本來有弱相關，卻變成有強相關）或趨零偏差。

如表 4-4 所示的世代追蹤研究，在 1000 名人類乳突病毒感染者當中，累積發生 60 名子宮頸原位癌病例；另外 4000 名未感染人類乳突病毒者當中，累積發生 20 名病例。真正的相對風險是 12.0 [（60 / 1000）/（20 / 4000）]。

如果子宮頸抹片診斷原位癌的敏感度為 90％、特異度為 95％，感染組有原位癌的 60 名，有 54 名是篩檢陽性；沒有原位癌的 940 名，有 47 名是篩檢陽性，總共有 101 名篩檢陽性。非感染組同樣可算出有 217 名篩檢陽性。依據抹片篩檢結果所推算出來的的相對風險是 1.9 [（101 / 1000）/（217 / 4000）]，和真實的相對風險 12.0 相比，明顯地低估，也就是有明顯的趨零偏差。

表 4-4：檢驗敏感度與特異度不高低估
世代追蹤研究的相對風險（趨零偏差）

感染組				未感染組			
抹片篩檢	原位癌			抹片篩檢	原位癌		
	有	無	合計		有	無	合計
陽性	54	47	101	陽性	18	199	217
陰性	6	893	899	陰性	2	3781	3783
合計	60	940	1000	合計	20	3980	4000

　　如果人類乳突病毒感染組與非感染組的疾病診斷方法相同，敏感度越低或特異度越低，相對風險會呈現越明顯的趨零偏差。**如果感染組與非感染組所接受的診斷方法不同，則有高估或低估相關風險的可能，造成離零或趨零偏差。**

　　讓我們再來看一個例子。

　　如表 4-5 所示，如果感染組的原位癌診斷方法的敏感度和特異度，分別為 95％和 80％，而非感染組的原位癌診斷方法的敏感度和特異度，分別為 80％和 99％。如此推算出來的相對風險為（245 / 1000）/（56 / 4000）＝17.5，與眞正的相對風險 12.0 高出甚多，也就是有明顯的離零偏差。

**表 4-5：檢驗敏感度與特異度不一致高估
世代追蹤研究的相對風險（離零偏差）**

感染組				末感染組			
抹片篩檢	原位癌			抹片篩檢	原位癌		
	有	無	合計		有	無	合計
陽性	57	188	245	陽性	16	40	56
陰性	3	752	755	陰性	4	3940	3944
合計	60	940	1000	合計	20	3980	4000

　　由此可知，兩組的疾病診斷方法若不相同，會有很大的偏差產生，而且無法預知偏差的方向。

　　如果兩組疾病診斷方法的敏感度和特異度都已經知道，可

以藉著推估真正的發病人數，來推算出正確的相關效標。

值得注意的是，在世代追蹤研究中，由於疾病診斷技術不斷地進步，敏感度與特異度也逐漸提高，如果暴露組與非暴露組的疾病診斷方法都相同，可能會呈現相對風險隨著追蹤年代而上升的現象，這常被誤以為由於累積暴露量的增加而相對風險提高，或被誤以為潛伏期和誘導期很長，必須慎思明辨。

臨床試驗或世代追蹤研究，也常常會選擇不同的臨床結果，例如 B 型肝炎帶原者的長期追蹤研究，可用 HBeAg、HBV DNA、HBeAg 的血清廓清、肝纖維化、肝硬化、肝癌、肝病死亡等做為追蹤的臨床結果。

至於 COVID-19 疫苗接種的臨床試驗，可以用病毒感染、發病、住院、住進加護病房、死亡為臨床指標。而不同的臨床指標的確診方式，都必須考慮它們的敏感度和特異度，才能辨明是否會產生相關效標的偏差，造成了假相關。

干擾因子造成的假相關

除了選取樣本偏差和蒐集資料偏差，會造成假相關外，干擾因子也是造成假相關的重要因素。

我們首先來看干擾因子如何影響相關效標，如表 4-6 所示的世代研究，男性暴露組與非暴露組的人數都是 1500 人，發病率都是 10%，相對風險是 1.0；女性暴露組與非暴露組的人

數，分別是 500 與 2500 人，發病率都是 1％，相對風險是 1.0。

然而，合計男性和女性之後，暴露組與非暴露組的發病率分別是 7.75％ 和 4.375％，相對風險卻高達 1.8！

相對風險從 1.0 變成 1.8，原因為何？

答案就是性別。

在這個例子當中，性別就是干擾因子，它使得原本無相關的暴露與疾病的關係，成為有相關。在此研究世代中，男女性別的暴露率不同（50％ 和 17％），男女性別的非暴露組的發病率也不同（10％和 1％），性別也就成了干擾因子，造成了明顯的離零偏差。

表 4-6：性別（干擾因子）造成世代追蹤
研究的相對風險的高估（離零偏差）

男性			女性			合計		
疾病	暴露	末暴露	疾病	暴露	末暴露	疾病	暴露	末暴露
有	150	150	有	5	25	有	155	175
無	1350	1350	無	495	2475	無	1845	3825
合計	1500	1500	合計	500	2500	合計	2000	4000
相對風險	1.0		相對風險	1.0		相對風險	1.8	

我們再來看另一個不同的例子。

如表 4-7 所示的世代研究，男性暴露組與非暴露組的人

數，分別是 30000 人和 10000 人，發病率分別是 0.44％和
0.19％，相對風險是 2.3；女性暴露組與非暴露組的人數，分
別是 10000 與 30000 人，發病率都是 3.69％和 1.60％，相對
風險也是 2.3。

合計男性和女性之後，暴露組與非暴露組的發病率都是
1.25％，相對風險竟是 1.0！

在此研究世代中，性別也是干擾因子。

由於男女性別的暴露率不同（75％和 25％），男女性別
的非暴露組的發病率也不相同（0.19％和 1.60％），使得原本
有相關的暴露與疾病關係，成為無相關，造成明顯的趨零偏
差。

表 4-7：性別（干擾因子）造成世代追蹤
研究的相對風險的低估（趨零偏差）

男性			女性			合計		
疾病	暴露	未暴露	疾病	暴露	未暴露	疾病	暴露	未暴露
有	131	19	有	369	481	有	500	500
無	29869	9981	無	9631	29519	無	39500	39500
合計	30000	10000	合計	10000	30000	合計	40000	40000
相對風險	2.3		相對風險	2.3		相對風險	1.0	

干擾因素有可能會造成離零或趨零的偏差，為了減少偏

差，我們可以利用資料分析或研究設計來控制干擾因子的作用。以研究設計來說，可以採用限制和匹配兩種方法，來進行干擾因子的控制。假如性別會干擾抽菸與口腔癌的相關，為了控制性別的干擾，可以限制只以男性或女性為研究對象，或是讓研究對象的性別分布是相同的。

　　限制是相當方便省錢而容易進行資料分析的方法，但是會有外推效度受限的困擾。譬如說，觀察男性口腔癌危險因子的結論，可能不適用於女性。另外限制干擾因子的範圍不夠精細，可能無法完全控制它的作用而存留殘餘干擾，例如限制只研究 20 歲以上成年人的口腔癌危險因子，並不能夠完全控制 20 歲以上各個年齡層可能造成的干擾作用。

　　匹配也是常使用的控制干擾因子作用的方法，它可以提高研究的效率，增加相關效標的精確度。它可以應用在世代研究，來控制干擾因子的作用；但匹配應用在病例對照研究，卻無法控制干擾作用。匹配的過程經常費時費錢，而且匹配條件太多就很難找到合適的匹配對象。被匹配的干擾因子對於疾病的主要作用，是無法加以評估的。

　　我們在判讀數據或資料時，如能注意到是否有樣本選取偏差、資料蒐集偏差和干擾因子未控制等因素時，就更能明辨真正的因果相關。對於研究者來說，為了要得到正確的相關效標估計值，可以從研究設計和資料分析著手，來減少偏差導致的假相關，以免誤導因果關係的探索！

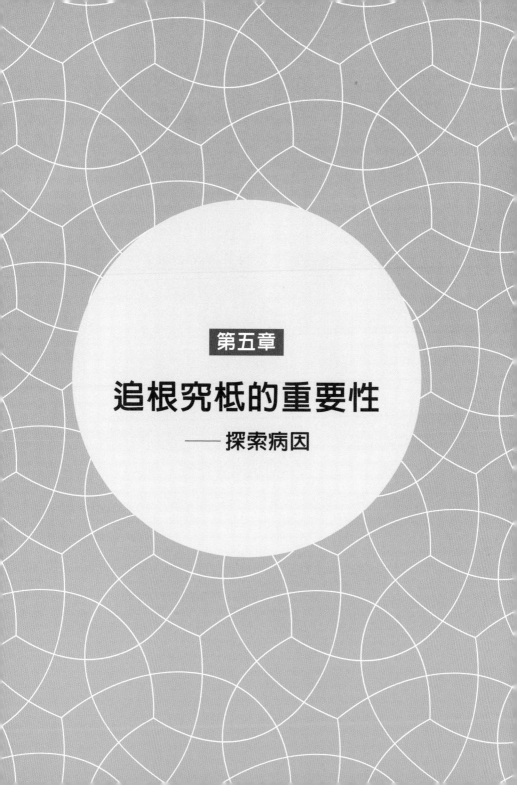

第五章

追根究柢的重要性

——探索病因

因果思辨

①你支持哪一個論點:「海拔越高,瘴癘之氣越少,霍亂死亡率也越低」還是「海拔高度越低,河水汙染越嚴重,霍亂死亡率也越高」?

②一聽到「羅馬熱」這個詞,你會聯想到什麼?

③科學家發現了「青黴素」後,將剛純化出來的青黴素注射到因細菌感染而奄奄一息的病患身上,連續注射 5 天後,病情顯著好轉,但為什麼一個月後,該名病患還是因病情惡化而去世?

1.

——

歷史上的
「對因防治」

　　古時的疾病治療方式都是「對症下藥」。假如 COVID-19 發生在 19 世紀初，醫生看到有咳嗽症狀，就使用咳嗽藥來治療；看到有發燒，就用解熱劑來處理。無論是細菌或病毒引起的呼吸道傳染病，所使用的藥物都是大同小異。直到發現疾病的致病原因以後，才開始「對因防治」。

　　從古時起，人們常常會問：「我為什麼會生病？」天譴與超自然力量，常被認為是導致疾病的原因。兩千四百多年前，醫學之父希波克拉底（Hippocrates）在他的名著《論空氣、水與地方》當中，曾經推測疾病和氣候、水、土壤、風等環境因素有關。在他的論述當中，最有名的是描述喝了沼澤湖泊的靜止死水，和脾臟腫大、腹瀉和發燒的相關。他推論冬天喝了冰冷的死水會引起多痰、喉嚨沙啞、脾臟腫大、消瘦；夏天還會發生下痢、長期發燒、浮腫和死亡。

　　希波克拉底在書中做了很多因果推論，由於當時還沒有微

生物與寄生蟲等生物病原的概念，而且有很多症狀和癥候也被混爲一談，包括瘧原蟲透過瘧蚊傳染的瘧疾、被汙染水源的細菌或原蟲引起的下痢，他難免會在因果推論發生一些錯誤。但是他提出一個很重要的致病概念，就是分辨出環境和宿主是引起疾病的兩個不同因素。

　　希波克拉底推論環境因子與疾病的因果關係，都是透過仔細觀察做出的定性分析，他從未使用到計量方法。約翰・葛蘭特（John Graunt）在 1662 年發表《死亡率報表的自然與政治觀察》一書，提出了創新的概念和方法。他利用倫敦各教區的死亡率報表進行定量分析，這些報表原來是用來做爲鼠疫或瘟疫的警報系統，以便當時社會上層階級的人，能夠及時在瘟疫流行一開始就遷移他地。他分析倫敦各教區的死亡公告和洗禮登記數字發現，男性的出生率和死亡率都高於女性、嬰兒死亡率特別高、鄉村都市死亡率不同、死亡率有明顯季節變動，並且提出統計學上的解釋。葛蘭特也研究鼠疫流行時期，病例數與生態學、氣象學特徵的關係。他還創立母群體推測和生命表的統計方法，被譽爲生物統計學的鼻祖。

瘴癘說

　　疾病死亡率的定量研究，在英國成爲推動都市環境衛生或公共衛生運動的基礎。愛德溫・查德威克（Edwin Chadwick）

是一位英國的社會改革家，他是功利主義學家傑瑞米‧邊沁
（Jeremy Bentham）的弟子，深切關心貧窮對疾病的影響。他
以改革《濟貧法》、都市環境衛生與公共衛生而聞名。查德威
克在1842年發表《大不列顛勞動人口的衛生狀況調查報告》
一書，以「瘴癘說」的觀點，利用資料蒐集、統計、分析、解
釋疾病的發生。他繪製了「衛生地圖」，認爲階級越低的人，
多半居住在骯髒、擁擠、排水不暢及供水有問題的區域，造成
平均壽命短於仕紳跟商人。他成功推動英國飲水供應系統及下
水道排水系統的建設。

　　查德威克曾提出「前後比較」的實例，他分析 Wisbech
地區設置排水道前後的死亡率，從未設置排水道前（1796～
1805年）的3.2％，下降爲設置排水道期間（1806～1815年）
的2.5％，再降到設置排水道後（1816～1825年）的2.1％，
有明顯的逐年降低。他認爲「這數據顯示死亡率在近半世紀有
明顯的變化，無可否認的，排水良好使得沼澤地帶更合於衛
生，是死亡率減少的主要原因。」由於這只是一個地區在設置
排水道之後的死亡率下降，有可能所有地區在這段期間，死亡
率也都降低。

　　查德威克提出另一個報告，比較有排水設施的 Beccles 地
區，與沒有排水設施的 Bungay 地區，在三個10年期間的死
亡率變化。他發現 Beccles 地區自從有了排水設施以後，在
1811～1820、1821～1830、1831～1840年的死亡率，分別

是 1.5％、1.4％、1.4％，呈現下降趨勢；但是 Bungay 地區在
連續三個十年的死亡率，分別是 1.4％、1.5％、1.7％，呈現上
升趨勢。他下結論「Beccles 地區自從有了排水設施以後，死
亡率逐漸降低。而 Bungay 地區雖然有相當多人住在鄉村，死
亡率卻明顯增加。」

　　查德威克認為排水道的設置有助於降低死亡率，是因為排
水設施減少瘴癘之氣的緣故。根據他的調查分析，他著手改善
全國各區域的環境衛生設施，採取封閉分離式的迴路系統，把
「供水系統」與汙水和廢棄物的「排水系統」分開處理。規定
死亡率在 2.3％以上的任何地區，必須採取中央行政措施來改
善排水設施。一直到二次大戰後，他所引進的環境衛生方法，
很可能比其他的公共衛生措施，挽救了更多人類寶貴的生命。
雖然他提出來的策略是基於錯誤的「瘴癘說」，但是他所引進
的環境衛生方法，卻有效地減少了疾病的發生。即使在巴斯德
證實「細菌說」的致病概念之後，查德威克直到往生仍然堅信
瘴癘說。

　　威廉・華爾是醫學統計學的奠基者之一，經由查德威克
推薦進入英國註冊總署，從 1839 年起負責英國的醫學統計工
作。前後四十年間由註冊總署所發表的年報，成為英國公共衛
生和公共行政的主要依據。雖然英國的生命統計起步比歐洲一
些國家慢，卻有很突出的貢獻，因為華爾一開始就收集和分析
死因資料，開啓了新的研究範疇，為今日的流行病學奠定不朽

的基礎。

　　華爾的研究相當廣泛，包括計算礦區、勞動場所、監獄和其他機構的死亡率，比較未婚者和已婚者的死亡率差異，應用結婚率的變動做為國家經濟健康的指標，霍亂病例的地理分布、教育普及率的長期趨勢，個人的經濟價值，以及 19 世紀移民對英國的影響等。他在研究坐牢對死亡率的影響時，完整地比較囚犯和常人的死亡率，並且考慮到囚犯的年齡、坐牢期間、生重病時很少勞動等事實，來推算出坐牢與不坐牢的相對死亡風險。他考慮到比較的兩團體之間有何差異、選擇研究對象有何偏差、什麼方法可用來估計危險性……這些都是現代流行病學的重要原則。

　　華爾在分析英格蘭及威爾斯的生命統計時，檢查死因別死亡率與許多自變項的關係。他在 1852 年提出的《1848～49 年英格蘭霍亂死亡率報告》，分析倫敦 38 個地區的海拔高度和霍亂死亡率，發現海拔越高的地區，霍亂死亡率就越低。他也發現海拔高度與 1838～1844 年全死因死亡率（某段期間的總死亡人數／該期間平均人口數）、人口密度、住宅平均價格等，都沒有相關性。只有 1842～1843 年的貧窮率和海拔高度有相關，海拔越高的地區，貧窮率就越低。華爾認為海拔越高，瘴癘之氣越少，霍亂死亡率也越低。他下結論說：**「當居住地區的海拔很高，霍亂的影響將減少到微不足道。」**

　　華爾在分析霍亂死亡率時，建立了海拔高度（自變項）

與霍亂死亡率（依變項）之間的相關假說。他對自己提出的假說，並沒有充分尋找足以推翻假說的案例。

提出「系統化科學推論方法」的法蘭西斯·培根（Francis Bacon）曾經寫到：「對科學的發現與證實有所裨益的歸納法，必須藉著適當的排除和捨棄以分析本質。換句話說，在經過相當多的否證之後，才能夠對肯定的案例下結論。」一個科學家對自己的所有研究假說最有利的考驗，便是不斷嘗試去推翻它們，這樣子還有一個假說能夠安然過關，在未來接受新方法挑戰之前，這個假說便是最趨近於真理的假說。

事實上，泰晤士河穿過倫敦，**越下游的區域，受到都市廢水汙染的影響越大，因此海拔高度越低，河水汙染越嚴重，而汙染的河水也可能是霍亂的病因。**

汙水說

霍亂是令人聞之色變的疾病。它的典型症狀是連續數日嚴重水瀉，可能併發嘔吐、肌肉抽搐，嚴重腹瀉還可能造成脫水，甚而導致眼窩凹陷、皮膚濕冷、發紫、缺乏彈性、手腳出現皺紋等，嚴重時甚至造成死亡。19 世紀以前，霍亂是只盛行在印度的地方風土病，隨著國際貿易與航海的發達，19世紀以後，開始造成全球大流行，首次大流行爆發在 1817 ～ 1824 年，主要疫區在印度、孟加拉，但也傳播至中國和裏海

地區。1829 ～ 1837 年的第二次大流行，開始蔓延至歐洲。

　　直到十九世紀中葉，霍亂的病因和傳染途徑仍然莫衷一是。有人認爲霍亂是接觸傳染，因爲健康的人接觸到霍亂患者或他們的衣物被褥，就有可能被感染。但是，霍亂往往出現在某一地區後，其鄰近地區沒有疫情，反而在更遠的地區發生疫情；而且即使檢疫單位管制貨物、人員的流動，也無法遏止霍亂的傳播，明顯不符接觸傳染的觀點。更多的人主張霍亂是瘴氣（腐敗的致病氣體）所引起的，因爲環境骯髒的貧窮社區疫情最爲嚴重。但是，存在已久的髒亂社區，怎麼會忽然發生霍亂這個新疾病？

　　1831 年，倫敦爆發首次重大霍亂疫情，造成 6536 人死亡。1848 ～ 1849 年，爆發第二次霍亂疫情，造成 14137 人死亡。1853 ～ 1854 年，霍亂疫情第三次爆發，10738 人染疫死亡。第二次爆發霍亂疫情之後，倫敦醫師約翰‧史諾開始探索霍亂流行的起因。1849 年，他發表了《霍亂傳播模式》一書，提出霍亂是透過飲水而非瘴氣傳播的因果假說。

　　他分析 1849 年倫敦 38 個地區的霍亂死亡率和供水公司，發現 Southwark & Vauxhall 公司和 Lambeth 公司供水地區的霍亂死亡率，遠高於其他公司供水的地區。這兩家供水公司的水源，都來自泰晤士河最嚴重的汙染區。在 1849 年到 1854 年間，Southwark & Vauxhal 公司的水源仍未改善，Lambeth 公司的水源則更改到比較乾淨的上游區域。

　　1853 年倫敦再次爆發霍亂流行，史諾發現 1854 年 7 月 8
日至 8 月 25 日，Southwark & Vauxhal 公司單獨供水區的霍
亂死亡率仍然高達千分之 5.0，Lambeth 公司單獨供水區的死
亡率，則大幅下降到千分之 0.9，至於兩公司合併供水區的霍
亂死亡率爲 2.2，接近兩公司單獨供水區的霍亂死亡率的平均
值。他根據上述的事實歸納出一個假設：飲用 Southwark &
Vauxhal 公司供水的人，比飲用 Lambeth 公司供水的人容易得
到霍亂。

　　當然，有種種因素可以解釋這種差異，但是史諾很精巧地
利用現成的情況，證實「汙染的飲水引起霍亂流行」的假說。
他注意到兩家公司合併供水的地區，由於競爭激烈，兩家公司
的水管幾乎同時深入每條巷弄，這戶人家飲用 Lambeth 公司
的供水，鄰居卻引用 Southwark & Vauxhal 公司的供水，甚至
在同一棟房屋內，不同家戶也會有不同的供水來源。兩家公司
供水的對象在貧富、貴賤、職業、性別或年齡的比例，大都相
同。**換句話說，兩家公司供水的客戶是可以互相比較的。**

　　他寫道：「兩家公司共同供水地區的住宅和人群毫無差
別，因此提供了從未有過的最佳自然實驗，可用來檢驗供水對
霍亂蔓延的影響。……本實驗情境早就準備好等待觀察！這實
驗規模最大，包括性別、年齡、職業、貴族到貧窮各階層都在
內，人數不少於三十萬人。在沒有任何其他選擇，大多數人都
不知情的狀況下，住戶被分爲兩組。一組的供水帶有倫敦的汙

穢物，其中可能包含來自霍亂患者的任何穢物；而另一組的供水不含這樣的不潔物。這樣偉大的實驗值得好好利用，最重要的，就是要知道遭受霍亂致命攻擊的每一住宅的供水來源。」

史諾按照飲水來源，將合併供水區域的三十多萬人，分成兩組，其中一組是引用 Lambeth 公司的供水，另外一組是引用 Southwark & Vauxhal 公司的供水。他挨家挨戶進行家戶調查，訪問每一位霍亂死者的家屬，調查飲水的來源。結果發現，Lambeth 公司用戶的每千人死亡率為 0.5，和 Lambeth 公司單獨供水地區的每千人死亡率 0.9 相近；而 Southwark & Vauxhal 公司用戶的每千人死亡率為 4.2，和 Southwark & Vauxhal 公司單獨供水地區的每千人死亡率 5.0 相近。

雖然 Lambeth 公司的用戶居住在霍亂盛行的區域，但是霍亂死亡率並不比其他區域高，足以證明飲水和霍亂的相關，再加上住在相同的區域，不同供水公司的用戶，霍亂死亡風險相差 8 倍，<u>**更證實供水與霍亂的密切相關，霍亂是由飲水傳播，但是，他的發現一開始並未受重視。**</u>

把柄找到了：倫敦霍亂疫災的控制

當倫敦爆發第三次疫情時，史諾在 1854 年 8 ～ 9 月間，對蘇荷區（Soho）黃金廣場（Golden Square）的霍亂疫情進行調查。他分析每位病人的住址，發現大部分的病例都集中在布

羅德街（Broad street）的公共水泵附近。至於其他公共水泵的
鄰近地區，病例卻很少。他也發現馬爾波羅街（Marlborough
street）的公共水泵附近，有幾個病例發生。由於這水泵的飲水
十分骯髒有怪味，附近居民寧可走較遠的路，到布羅德街的水
泵取水，這更加強了「大多數病例都集中在布羅德街水泵」的
假說。

　　他也發現，在當地有一家 535 名工人的勞動收容所，只發
生 5 個病例；但是在布羅德街一家 200 名工人的製帽廠，卻有
18 名病例發生。前一家勞動收容所工人是飲用自己挖的地下
水，製帽廠工人卻是飲用布羅德街水泵的水。最特別的是，在
布羅德街釀酒廠的 70 名工人，並沒有人得病。他徵詢釀酒廠
老闆發現，「該釀酒廠工人一向是飲用啤酒來解渴，他們也不
會到布羅德街水泵取水，因為釀酒廠挖有一口深井。」這使得
史諾的假說，再次得到更有力的支持！

　　雖然史諾推論霍亂是透過飲水傳播的特定因子所造成，
卻無法確定該特定因子。他的化學與微生物樣本檢查，並無法
證實布羅德街水泵的水已被汙染。即使如此，在他呈報調查
結果的隔天，布羅德街水泵的把柄就被移除。傳說這一個措施
使得霍亂疫情得以遏止，然而當時傳染率可能已經急劇下降，
正如他自己解釋：「毫無疑問死亡已經幾乎消除，正如我此前
所言，**霍亂爆發會導致人口迅速移動；但是，停止使用水源之
前，霍亂已經結束。所以並不能判定水井中的霍亂毒物仍處於**

活躍狀態，或者水源已經完全清潔。」

在 1854 年布羅德街霍亂事件之後，史諾發表第二版《霍亂傳播模式》，加入該事件的調查內容。他判斷公共水泵是汙染源，並成功說服當局移走水泵把柄，以阻止居民飲用受汙染的水，事後發現汙染來源是水泵附近的一段下水道發生滲漏。**現今我們都知道，霍亂是經由被汙染的水源傳播，所以在改善汙水處理（下水道）與飲水供應（上水道）以後，霍亂已經從公共衛生設施完善的開發國家絕跡，不再發生全球性大流行。**

史諾簡潔有力的調查，證明了霍亂經汙水傳播的理論。後來的學者常常以「把柄已被發現」來說明神祕怪病的原因已經找到。此後，「把柄」成了病因的代名詞！他的研究樹立了流行病學調查的典範，他也被尊稱為「流行病學之父」。現在，當我們到倫敦布羅德街水泵的舊址時，會看到一塊 1854 年霍亂研究的紀念碑，以及一個移走把柄的水泵。

2.

—

傳染病原的
概念

　　傳染的概念也許很早以前就存在，至少我們可以確定 14 世紀時，已經有隔離疫船的港口檢疫法律存在。為了防治黑死病（鼠疫）經由來自疫區的船舶蔓延到威尼斯，當時規定疫船要在港口下錨四十天才能登陸。只是當時並沒有傳染病病原的概念。吉羅拉莫・弗拉卡斯托羅（Girolamo Fracastoro）在 1546 年發表《傳染論》來說明梅毒是傳染活體引起的。

接種牛痘，預防天花

　　起源於古印度或古埃及的天花，早在公元一千多年前就蔓延流行到全球各地。古印度已經利用接種做為預防天花的方法，接種者吸入磨成粉末的天花皮痂，或使用沾有皮痂粉末的利器刮破皮膚。中國最早於公元 10 世紀（北宋時期）開始採用接種法。接種成功的人可以降低感染天花而死亡的風險；接

種失敗者卻會感染天花而死亡，並且散播病毒。這種在中國、印度和非洲流傳的「人痘接種法」風險高而成功率低。

　　天花在 18 世紀肆虐歐洲，估計死於天花的人數達六千萬人以上，致死率高達 30％左右。當時英國使用的人痘接種術，是把天花病患者身上的膿，以小刀戳入被接種者的皮膚之下。有些被接種者只會出現輕微的天花症狀，有些因此得到了天花，有死亡的可能，也會把天花傳染給未接種的家人，所以必須加以隔離。

　　當時英國鄉間流行一個傳說，擠牛奶的女工多數都曾感染牛痘，卻很少罹患天花。發明天花疫苗、推廣牛痘接種的愛德華・詹納（Edward Jenner）推測**如果「曾經感染牛痘」是因，「不會感染天花」是果，那麼以牛痘接種代替天花接種更為理想**。他在 1796 年 5 月 14 日進行了牛痘實驗，用一把清潔的柳葉刀在一名八歲男孩的兩隻胳膊上劃了幾道傷口，然後接種牛痘膿漿。男孩染上牛痘後，六星期內康復。詹納再給男孩接種天花，結果男孩完全沒有受到天花感染，**證明種牛痘能對天花產生免疫**。

　　詹納醫師將牛痘膿漿命名為「疫苗」。牛痘疫苗比人痘接種要安全，因為接種者沒有感染天花的風險。他在 1798 年出版了《牛痘的因果探索》一書，因此被稱為「免疫學之父」。疫苗中的牛痘病毒，後來換成了更有效的痘苗病毒，牛痘接種的安全性高，效果顯著，逐漸被各國採用，拯救千萬人的生

命。1980 年，世界衛生組織宣布，天花已在世界上被滅絕。詹納醫師爲後來的研究奠定基礎，啓發路易‧巴斯德（Louis Pasteur）、羅伯‧柯霍（Robert Koch）等人，針對其他疾病尋求免疫的方法。

撲滅病媒蚊，有效防瘧

瘧疾至今仍普遍存在於熱帶及亞熱帶，特別是位於赤道周圍的廣大帶狀區域，包括沙哈拉沙漠以南的非洲、亞洲以及拉丁美洲。2015 年，全球約有兩億人新感染瘧疾，並造成 43 萬多人死亡，其中 90％的死亡發生在非洲。瘧疾與貧窮息息相關，並嚴重影響經濟發展。瘧疾會造成醫療衛生支出增加、勞動力減少、衝擊觀光產業，非洲每年因瘧疾損失 120 億美元。

早在公元前 2700 年，中國歷史就記載了瘧疾的獨特週期性發燒症狀。希臘醫師希波克拉底按照發燒週期，把瘧疾分爲間日瘧、三日瘧、次間日瘧和每日瘧。羅馬的科魯邁拉（Collumella）曾經提到瘧疾與沼澤有關。瘧疾當時在羅馬非常流行，以致有「羅馬熱」之稱，由於氣候條件適宜病媒蚊生長，推測羅馬帝國可能是當時的疫區。這些地區的灌溉花園、沼澤地、田地逕流、道路積水爲蚊子提供了繁殖的理想場所。

1880 年，法國軍醫夏爾‧路易‧阿凡斯‧拉韋朗（Charles Louis Alphonse Laveran），在阿爾及利亞首次發現瘧疾感染者

的紅血球有寄生蟲，認爲它是瘧疾的病原體，這是第一個被發現的致病原生動物，拉韋朗也因此獲得 1907 年的諾貝爾獎。

在 19 世紀瘧疾和霍亂一樣，都被認爲是瘴癘之氣引起的疾病，應該透過改善環境衛生來減少。瘧疾一直是造成白人在熱帶殖民地生病與死亡的主要原因之一，被視爲歐洲殖民熱帶地區的最大阻力。蘇格蘭醫師羅納德‧羅斯（Ronald Ross）發現瘧疾是經由蚊子傳染，在 1902 年獲得諾貝爾獎。他和曾經在臺灣行醫並從事寄生蟲研究的萬巴德（Patrick Manson）有師生之緣。1894 年 4 月，羅斯拜訪了住在倫敦的萬巴德，兩人合作進行瘧疾研究達四年之久。

萬巴德當年在打狗（今日的高雄），一面從事船員診治工作，一面進行地方病研究。西方醫界認爲象皮病也是瘴氣引起的疾病，萬巴德的研究發現象皮病是絲蟲感染所引起，蚊子是班氏絲蟲的中間宿主，在象皮病傳染生活史扮演關鍵角色。他運用臨床與實驗技術來證實蚊子是絲蟲的中間宿主，除了捕捉蚊子做實驗，還診治很多病人和利用顯微鏡做檢驗，他在報告中詳述如何教導兩名助手觀察絲蟲，而兩名助手也感染了絲蟲，可以互相抽血觀察、記錄病情，因此發現「絲蟲生活週期」。

萬巴德提出「蚊蟲是瘧原蟲的宿主」的假說。1898 年，任職於加爾各答總統府總醫院的羅斯，首先證實蚊蟲是傳播鳥瘧疾的病媒，並提出瘧原蟲的完整生活史。他先讓蚊蟲叮感染

瘧疾的鳥類，再取出蚊子的唾液腺，成功分離出瘧原蟲，進而認為蚊蟲是傳播鳥瘧疾的病媒。1900 年，華特・里德（Walter Reed）領導的醫療委員會，證實了羅斯的發現。瘧疾由瘧蚊傳播的學說被證實以後，撲滅病媒蚊或避免被瘧蚊叮到，就成為藥物之外的有效防瘧方法。

　　瘧原蟲和病媒蚊的發現，證實昆蟲可以成為人類寄生蟲疾病傳播的媒介，建立了「昆蟲病媒」的概念。萬巴德的絲蟲研究模式以及蚊子傳播瘧疾假說，帶動了整個研究風潮。萬巴德從他創立的倫敦熱帶醫學研究所退休時，曾經說過：「熱帶醫學的搖籃在打狗！」不僅說明他對在臺灣研究寄生蟲病的懷念，也肯定臺灣在研究寄生蟲病的重要性。

3.

—

兩位細菌學說
奠基者

　　十九世紀後半期，「細菌說」因路易·巴斯德的研究而達到高峰，開創了醫學和公共衛生的第二次突破。巴斯德的研究帶來兩個新的致病概念：「特定的微生物帶來特定的疾病」以及「宿主免疫力」。

　　巴斯德是法國微生物學家，他因否定「自然發生說」、倡導細菌學說、發明預防接種及殺菌法而聞名。他和費迪南德·朱利葉斯·科恩（Ferdinand Julius Cohn）以及羅伯·柯霍一起開創了細菌學，是微生物學的奠基者之一，也常被稱為「微生物學之父」。

都是細菌惹的禍：巴斯德「細菌說」

　　法國的釀酒商委請巴斯德研究如何防止久置的酒變酸，他研究了釀酒的發酵過程，發現發酵是微生物（酵母菌）增生

所造成。酒變酸與釀酒的發酵類似，只是由不同的微生物所造成。**他確立了微生物是發酵的原因，而不是發酵的產物**。他經由大量實驗發現培養環境、溫度、酸鹼度、營養基的改變，以及有毒物質，都會以特有的方式影響不同微生物的成長。他發明了巴斯德消毒法（攝氏 60 ～ 65 度的短時間加熱處理，以殺死有害微生物）應用於各種食物和飲料的消毒。

1862 年，巴斯德經過多次努力，終於以鵝頸瓶進行實驗，證明煮沸的肉湯不會增長細菌，否定了「生物隨時可由無生物發生」的自然發生說，提出「一切生物來自生物」的概念。

巴斯德在 1865 ～ 1870 年接受法國農業部的委託，深入探索法國南部養蠶業絲蠶大量死亡的原因。他用顯微鏡觀察，發現一種很小的橢圓形棕色微粒，認為它會感染絲蠶以及汙染飼養絲蠶的桑葉。他在桑葉刷上棕色微粒，健康的絲蠶吃了立刻染病，證明了致病微粒的傳染性。他建議所有被感染的絲蠶及被汙染的桑葉都必須銷毀，改用健康的絲蠶重新養殖。

巴斯德還發現蠶的腸管病，是由寄生在絲蠶腸管裡的細菌所引起。他告訴養蠶戶消滅蠶病的方法很簡單，**藉著檢查淘汰病蛾，不用病蛾的卵來孵蠶，就可以遏止蠶病的蔓延**，拯救價值數億法郎的養蠶業。

巴斯德接著拓展研究範圍到家禽、家畜與人類的疾病，更透過研發疫苗加以防治。1878 年，他接受法國農業部委託，

針對炭疽病進行系統性研究，以找出炭疽病造成動物大量死亡的原因，包括炭疽桿菌的傳染途徑，並且找出相關的防治方法。他從死於炭疽病的牲畜身上採血，證實**「炭疽桿菌是炭疽病的病因」**，並且仔細觀察以前幾位科學家的實驗，指出被忽略的細節。他透過訪問牧場主人，確認了炭疽桿菌是病因，以及牧場草地是病菌傳播場。由於死於炭疽病的動物屍體都埋得很深，炭疽桿菌孢子如何出現在地表泥土，感染其他牲畜呢？結果發現蚯蚓會在地下鑽挖吃掉死屍、翻攪泥土，使得地下深處的炭疽桿菌孢子被帶上地面。他到幾年前埋過屍體的地點採集蚯蚓，帶回到實驗室解剖，果然在蚯蚓體內的泥土中找到炭疽桿菌孢子。他給酪農的防治對策包括：**①避免牲口嚼食容易傷及口腔的牧草，避免炭疽桿菌或孢子經由傷口侵入身體；②避免在埋過牲畜屍體的地點放牧；③病死牲畜的屍體要慎選埋葬地點，最好是蚯蚓不易生長的地方。**

1878 年底，法國農村流行可怕的雞霍亂，巴斯德為了釐清雞霍亂的病因，著手培養純粹的雞霍亂細菌。他試用好多種培養液，斷定雞腸是雞霍亂病菌最適合的繁殖環境，傳染的媒介則是雞的糞便。他嘗試研發雞霍亂的疫苗，經過多次實驗失敗，只好停下研究工作。

休息幾天後，巴斯德又開始實驗，他用陳舊培養液進行實驗，雞卻未發病，好像霍亂菌已經失去了毒性。他發現空氣中的氧氣會使霍亂菌的毒性日漸減弱。他以放置數天、1 個月、

2 個月和 3 個月的菌液進行對比實驗，發現雞的死亡率分別是
100％、80％、50％和 10％。使用放置更久的菌液做實驗，雞
雖然會得病，卻不會死亡。他再用新鮮菌液對同一批雞隻進行
實驗，幾乎所有接種過陳舊菌液的雞都安然無恙，而未接種過
陳舊菌液的雞卻死得精光。凡是接種過低毒性菌液的雞，即使
給予毒性足以致死的雞霍亂菌，也都具有抵抗力，病勢輕微，
甚至毫無影響。

　　巴斯德成功研究出雞霍亂的疫苗之後，著手研究防治炭
疽病的方法，並進一步研究觀察到，雞隻在正常體溫下（攝氏
42 度）感染炭疽桿菌，不會發病產生症狀，炭疽桿菌也可以
活在雞隻身上，一直存活下去。由於雞隻的正常體溫比人類與
哺乳動物高，他把受炭疽桿菌感染的雞隻放在水槽中，使體溫
降到攝氏 38 度，雞竟然就生病而死。**他認為病原菌即是微生**
物，生長時也需要有良好環境才能存活。正常的病原菌感染動
物時，可以有效致病而造成傷害甚至死亡。

　　當時有一位年輕獸醫利用加熱殺死炭疽桿菌，製作出炭
疽桿菌疫苗，但接種在健康動物，卻無法產生免疫力來抵抗炭
疽桿菌。巴斯德發現要讓健康動物產生免疫反應，必須使用弱
化的病原菌，而不是死掉的病原菌。他提出一個大膽的研究假
設，在惡劣環境下生長的病原菌，會因為不利生長而失去原本
的活性，降低大部分致病能力，卻能對健康動物產生免疫刺激
作用，而具有抵抗力。從雞霍亂的實驗發現，**缺乏營養液培養**

的菌株，沒有致病力使雞隻死亡，反而讓雞隻獲得免疫能力；從炭疽桿菌的實驗發現，攝氏 42 度不利於炭疽桿菌生長，因此使炭疽桿菌活力降低，無法感染雞隻致病。

　　他把經由攝氏 42 度處理過的炭疽桿菌液注射到牛羊身上，發現只會引起動物輕微發燒，並未造成重病或死亡；這些注射過的動物再次感染新鮮的炭疽桿菌時，也不會造成重症與死亡，牛羊因此得到免疫力。1881 年 5 月，他製作出的炭疽桿菌疫苗，在一場公開的實驗證實了可以保護牛羊免於炭疽病的危害，讓整個法國的畜牧業因此不再受到炭疽病的威脅，也挽救了法國的畜牧產業。

　　巴斯德於 1881 年著手研究狂犬病疫苗，1885 年成功研製出狂犬病疫苗，也是第一支現代的人用疫苗。狂犬病在當時的醫療水準下，對人類社會極具威脅性。它是一種人畜共通疾病，感染了狂犬病便會使人變得狂躁、容易攻擊他人，從發病到死亡僅有短短幾天，致死率幾乎達 100％。巴斯德的團隊利用動物腦組織培養出減毒的狂犬病疫苗，並在實驗狗證實有效。

　　事實上，**引起狂犬病的病原體其實是病毒而非細菌**，所以製作狂犬病疫苗無法仿照炭疽病疫苗，只能利用加熱方式。1885 年 7 月，一位小男孩剛被狂犬咬傷，希望能透過尚未使用在人類身上的疫苗來拯救他。巴斯德幾經思考與天人交戰，決定對這位男孩進行疫苗施打。男孩經過幾次的疫苗施打後痊

癒，沒有發作狂犬病，一個月後另一位接受疫苗注射的少年也證明有效，消息傳開後，各國傷患紛紛前來求診。由於狂犬病疫苗的成功製作，讓患者得以在潛伏期接受有效的治療，不會造成後續重症與死亡。

巴斯德是第一位闡明疫苗製造原理的科學家，對後代研究者的影響和啟發相當深遠，被世人稱頌為「進入科學王國的最完美無缺的人」。他說過的許多名言，像「機會只偏愛有準備的心智。」「對於學者的成就，是要恭維還是挑戰？我需要後者，前者只能使人陶醉，後者卻是鞭策。」「我達到目標的奧祕就是我的堅持精神。」「不要在已經成功的事業中逗留。」等，都是值得後人反覆思索的人生哲學。

有因必有果：亨勒柯霍準則

羅伯·柯霍是德國醫師及微生物學家、細菌學的奠基者之一。他因發現炭疽桿菌、結核桿菌、霍亂弧菌而成名，並在 1905 年以結核病的研究獲得諾貝爾醫學獎。他的老師雅各布·亨勒（Jakob Henle）是一位病理學家和解剖學家，他發表過《論瘴癘與傳染》論文，是疾病細菌說的早期倡議者。

柯霍和亨勒在 1884 年為建立疾病跟微生物之間的因果關係，將四項準則組成一套研究思維，並由柯霍於 1890 年修正後公布於世，稱為亨勒柯霍準則。該法則包括四條準則：

①罹病生物體內可以找到大量病原體，而健康生物體內找不到這些病原體。

②病原體可從罹病生物體分離出來，並在培養基中純粹培養。

③純粹培養的病原體，感染相同品種的健康生物體，會產生與原來罹病生物體相同的病徵。

④以相同的方法可從實驗罹病生物體內分離出病原體，其特徵與由原罹病生物體分離出來者完全相同。

　　亨勒柯霍準則強調「有因必有果，有果必有因」的一對一的充分必要性。1893 年發現了霍亂帶原者以及傷寒瑪莉（美國第一位被發現的傷寒無症狀健康帶原者）等案例，都是健康而無任何症狀，柯霍後來刪除第一條準則的後半段。第三條準則也同樣有例外，他發現霍亂、結核等病原體，並不一定能在相同品種的不同生物體產生相同病徵。

　　亨勒柯霍準則，是利用十九世紀的細菌培養技術，來辨認病原體致病的通則，在醫學史上占有一席之地，也持續對細菌性疾病的病原體確認有所幫助。目前要確認疾病的病原體，沒有必要完全符合四項準則，特別是小兒麻痺、麻疹、愛滋病、病毒肝炎、COVID-19 等病毒性疾病，感染者的臨床症狀有很大變異，都有許多無症狀感染者。病毒在體外培養的方法，和細菌體外培養的方法有很大的差異，動物實驗的方法也有很大

的改變。病原體與傳染病的一對一因果判斷準則，也不斷地被
修正。

判定病毒疾病因果相關的免疫學準則

托馬斯・米爾頓・瑞佛斯（Thomas Milton Rivers）和羅
伯・喬瑟夫・惠伯納（Robert Joseph Huebner）分別在 1937
年和 1957 年，提出判定病毒與疾病因果相關性的準則。阿爾
弗雷德・S・埃文斯（Alfred S. Evans）則在 1973 年提出判定
病毒與疾病因果相關的免疫學準則：

①在受到病毒感染發病前，通常沒有該病毒的特定抗體。

②感染發病後，特定的抗體才會出現，包括暫時性的
　IgM，持續性的 IgG，或者初期的 IgA 抗體。

③抗體的產生伴隨著病毒在適當的組織中存在。

④缺乏 IgG 抗體表示對病毒具有易感受性，也就是沒有免
　疫力。

⑤具有 IgG 抗體表示具有免疫力。

⑥無其他病毒或抗體和該疾病有此類相關。

⑦抗體產生（接種疫苗）可以預防疾病。

人體對 COVID-19 產生的免疫反應，可以用來判定是否
已經感染、是否具有免疫力，我國的食品藥物管理署，就是以
免疫橋接的原理，給予 COVID-19 疫苗的緊急使用授權。

4.
—

翻開化學治療的
扉頁

　　在細菌學說建立以後，針對特定傳染病原體來製造有效的藥物和疫苗，就變成了醫學界的新挑戰。傳染病的治療方法不再是以症狀緩解爲目標，而是以研發製造預防感染的疫苗、抑制或殺死細菌的藥物爲目標。

606：化學治療的先河

　　德國細菌學家保羅‧愛爾利希（Paul Ehrlich）在 1908 年，因免疫學研究獲得諾貝爾獎。1910 年他與日本助手秦佐八郎，發明了治療梅毒的砷凡納明（第 606 號化合物），成爲治療梅毒的特效藥。

　　他一開始是要研發治療感染錐體蟲引起的「非洲昏睡症」的藥物，由於錐體蟲能感染老鼠，可以用老鼠做爲實驗動物進行藥物試驗。1904 年，他發現一種紅色染料（錐紅）能殺死

病鼠體內的錐體蟲，可惜人體臨床試驗效果不佳。在這之前，一位英國醫生曾發現另一種染料（氨基苯肿酸鈉）能殺死錐體蟲治療昏睡症，但有嚴重的副作用，會損害視神經導致失明。

愛爾利希嘗試修飾該染料的分子結構，讓它保持藥性卻沒有毒性。他合成了千餘種衍生物進行老鼠實驗，有的無效，有的有嚴重副作用，只有 418 號和 606 號衍生物似乎還有效用，但是進一步實驗發現 606 並沒有殺死錐體蟲的效果。

這時梅毒的病原體剛被發現，秦佐八郎也發現梅毒螺旋體會感染兔子。愛爾利希邀請秦佐八郎到實驗室工作，試驗 418 號和 606 號衍生物是否能治療梅毒。結果發現 606 號衍生物能使感染梅毒的兔子康復。隨後的人體臨床試驗，也發現 606 是能夠有效治療梅毒而副作用較小的藥物。

愛爾利希成為第一種抗菌類化學藥物的發明者，被公認為「化學療法之父」。到了 1940 年代，一種可以治療梅毒，又比 606 更安全有效的青黴素問世後，細菌治療進入了新的境界。

青黴素的發現與量產

亞歷山大・弗萊明（Alexander Fleming）在 1928 年發現青黴素，開創了抗生素新領域，與霍華德・華特・弗洛里（Howard Walter Florey）和恩斯・特伯利斯・柴恩（Ernst Boris Chain）一

同獲得 1945 年諾貝爾獎。

在 1928 年，弗萊明注意到一個放置多天準備丟棄的細菌培養基，被一種青色黴菌汙染，在黴菌菌落的四周並沒有任何細菌生長，形成明顯的生長抑制圈。他立刻聯想到，會不會綠色黴菌產生殺菌的物質？於是他把黴菌純化分離出來培養，發現培養後的黴汁中含有可以殺死細菌的物質，他稱這種殺菌物質為「青黴素」（penicillin，盤尼西林）。

弗萊明測試各種病原菌對青黴素的感受性，發現有些細菌對青黴素非常敏感（革蘭氏陽性細菌），有些較不敏感（革蘭氏陰性細菌）。他曾嘗試純化青黴素，因為化學基礎不強而沒有成功。他把青黴素的發現發表在《英國實驗病理學期刊》，當時並未受到重視。

1939 年，在英國牛津大學任教的來自澳洲生化教授霍華德・華特・弗洛里和來自德國的生化博士恩斯特・伯利斯・柴恩，想開發可以治療細菌感染的藥物。他們發現青黴素很有潛力能成為治療人類的藥物，就與弗萊明聯絡，取得他保存的青黴菌菌株。弗洛里負責生物實驗，柴恩負責化學分析與純化。為了生產足夠動物實驗用的青黴素，他們的實驗室堆滿培養青黴菌的培養盤，再從大量的黴汁純化青黴素。

1940 年弗洛里用感染致命性鏈球菌的小鼠做實驗，發現注射青黴素的小鼠都很健康，未注射青黴素的小鼠全部死亡。他重覆進行多次實驗，以便找出最適當的治療劑量，研究報告

發表於著名醫學期刊《刺絡針》（Lancet）。

　　不多久，一位倫敦警察因發生「玫瑰叢瘡」的細菌感染，醫生嘗試用磺胺藥物進行治療，但是沒有效果。眼看就要奄奄一息了，弗洛里把剛純化出來的青黴素注射到警察身上，連續5天注射後，病情顯著好轉。可惜所有青黴素都已經用完，這位警察終因病情惡化，於發病一個月後去世。這次失敗使得弗洛里了解到，**不是青黴素功效不好，而是要有足夠劑量才足以對抗細菌感染。**

　　青黴素的第二次人體臨床實驗對象，是一名15歲罹患壞疽而瀕臨死亡的男孩。由於準備了充足的青黴素，男孩終於痊癒出院。接下來的6位病人，也相繼從死亡邊緣被拯救回來。弗萊明也在聖瑪利亞醫院親自體驗到青黴素的威力，他用弗洛里純化的青黴素，治療一位因細菌感染而陷入昏迷的病人，一個月後病人終於完全康復出院。青黴素的神奇功效，也逐漸傳開來。

　　在弗洛里致力於青黴素的藥理研究與人體臨床實驗之際，柴恩則忙於從青黴菌的黴汁純化青黴素，並且設法定出青黴素的化學結構。他對於青黴素的純化有非常重要的貢獻，他本來打算把一些關鍵技術申請專利，卻遭到英國皇家學會會長亨利・戴爾爵士（Sir Henry Dale）以及醫學研究委員會祕書長愛德華・梅爾蘭畢爵士（Sir Edward Mellanby）的反對勸阻。他們認為青黴素的發現應該是屬於全人類的福利，申請專利是

不道德的。諷刺的是，在二次大戰之後，當英國人想要生產青黴素時，卻反而要付出專利權利金給美國的藥廠。

要使青黴素成為普遍的藥物，必須廉價大量生產。但是弗洛里實驗室辛苦工作一個月所生產的青黴素，僅能供一個病人治療用，如何大量生產青黴素便成為關鍵。當時英國正處於二次世界大戰的核心，英國藥廠沒有興趣在當時生產青黴素，弗洛里轉向美國尋求合作夥伴來生產青黴素。

1941 年 7 月，弗洛里把從英國帶來的青黴菌菌株，交給美國研究人員，冀望能研發出大量生產青黴素的技術。美國的研究團隊首先設計合適的培養液，大量培養青黴菌。發現生產玉米粉所產生的廢水，含有高量碳水化合物與蛋白質，可以用來培養青黴菌，而且所產生的青黴素，可以由原先的每毫升 4 單位，提升到 40 單位。原先以淺盤生產的方法，也改以發酵槽的浸液生產，更有效率地培養黴菌。

弗萊明原先發現的青黴菌只能浮在液面生長，因此必須篩選可在浸液中生長的菌株。他們從各處採取發霉的樣品，篩選了上千株青黴菌，在一個發霉的哈密瓜上，篩出一株可以在浸液中生長，還能大量分泌青黴素的菌株，其青黴素產量可達每毫升 250 單位。發現這株黴菌的瑪莉‧杭特（Mary Hunt）女士，還被暱稱為「發霉的瑪莉」（Moldy Mary）！

威斯康辛大學的研究人員，利用紫外線照射菌株使它突變，進行菌種的改良與篩選，結果產量提升到 900 單位。許多

研究團隊也加入菌種改良計畫，沒多久竟把爛哈密瓜採到的青黴菌，提升到每毫升生產 5 萬單位的青黴素，是原先弗萊明菌株的一萬多倍！

美國有將近 21 家藥廠參與青黴素的生產研究，大家同心協力，終於克服萬難，在第二次世界大戰末期使青黴素得以商業化生產，成為人類有史以來第一個商業化成功的抗生素。青黴素是人類使用的第一個抗生素，它徹底改變醫療方式、確保人類健康、延長平均壽命。抗生素的發明，象徵著人類歷史上一個新紀元的到來。

流感大流行 1918 vs. 2009

歷史上曾經出現過多次流行性感冒的大疫情。1918 年，西班牙流行性感冒大流行，估計造成 5 億人得病，致死率曾被估計高達 4％。當時，流感病毒尚未被發現，既沒有確定診斷試劑，更沒有抗病毒藥物和疫苗。只能盡力藉著維持個人衛生習慣、港埠檢疫、病例隔離治療、保持社交距離、維持環境衛生等傳統方法，來遏止病毒的擴散蔓延。西班牙流行性感冒對全球公共衛生、經濟發展、社會安定、國家安全都帶來嚴重衝擊，堪稱「百年大疫」。

2009 年，墨西哥發生新型 A 型 H1N1 流行性感冒大流行，估計造成了 7 ～ 14 億人得病以及 15 ～ 58 萬人死亡，致死率

約 0.04%，遠遠低於西班牙流感。這是因為當時早已知道流行性感冒是由病毒引起，而新型流感病毒也很快被分離出來確定基因序列，快速製成篩檢試劑和疫苗。再加上克流感等抗病毒藥物，對抑制新型流感病毒也相當有效，即使當年新型流感的感染人數，比西班牙流感的感染人數高出甚多，死亡人數卻大幅下降。

相隔將近百年的兩次流感大流行，致死率卻有很大的差異，關鍵就在於是否及時找出大流行的病原體，再透過篩檢、藥物和疫苗的快速研發、製造與應用，來減少發病和死亡的風險。病因的追根究柢，加上醫藥科技的進步，使得人類更有能力來面對新興傳染病的挑戰！

2019 年 12 月在中國武漢爆發了 COVID-19，很快地在 2020 年 1 月就由世界衛生組織宣布 SARS-CoV-2 是它的病原體，並且公布了病毒的基因序列，讓各國可以展開病毒 RNA 的 RT PCR 診斷。由於武漢疫情無法控制，在武漢封城後，病毒快速擴散到中國各地和世界各國。世界衛生組織卻遲至 2020 年 1 月 30 日才宣布 COVID-19 是「國際關注的公共衛生緊急事件（Public Health Emergency of International Concern）」，當時全球五大洲 18 國已有將近 8000 名確診個案。直到 2022 年 5 月 15 日，全球已有超過 5.2 億名確診病例，和 626 萬名死亡病例。

幸好在 2020 年內，各國積極研發疫苗、快篩試劑和抗病

毒藥物，透過許多嶄新的疫苗研製平臺，包括 mRNA 疫苗、
腺病毒疫苗，都能在短短十個月內取得緊急使用授權，在世界
各國普遍施打。注射與口服抗病毒藥物，也相繼上市，提供
COVID-19 病例更好的醫藥保護。

　　探索病因是防治疾病的不二法門，醫學科學家努力不懈地
追根究柢，不但找出疾病的病因，更研發出有用的診斷試劑、
治療藥物和疫苗，使得人類的平均壽命和健康狀況在二十世紀
有大幅的進步，展現了科技創新對增進人類健康福祉的貢獻。

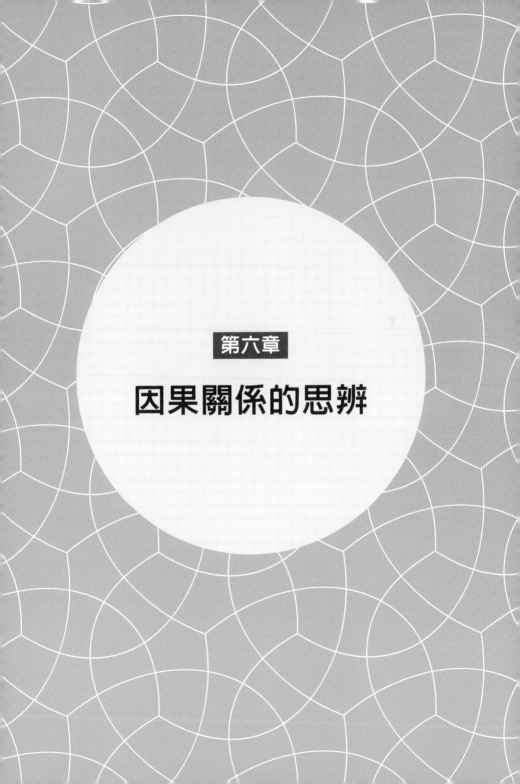

第六章

因果關係的思辨

因果思辨

①由於遺傳性疾病都會有家族聚集的現象，所以我
  們可以假定有家族聚集的疾病都是遺傳病嗎？

②試著以希爾準則來檢視酗酒與肝癌的因果相關判
  定。

1.

—

「多因一果」和
「一因多果」

　　在日常生活中，學習各種事物之間的連結關係，是相當重要的一件事。新手父母必須學習嬰兒飢餓、生病或尿布濕，和啼哭的連結關係，才能妥適照顧小孩；老師必須了解學生的身心發展和家庭狀況，和學習成效的連結關係，才能成功培育學生。如果這些連結關係，經過多次觀察重複出現的規律性，就可以建立兩事件的因果關係，因在前、果在後的時序性，可以讓我們嘗試介入措施，看看是否改變了「因」，「果」也會隨著改變？困難的是，大多數的事件，都是由許多複雜的原因交錯影響，經過一段時間才會有結果發生。

　　要判定疾病和病因的連結關係是否為因果相關也是如此。前面談過建立細菌病因的亨勒柯霍準則，他強調「有因必有果，有果必有因」的一對一關係，也就是被該細菌感染的人百分之百會發病，發病的人百分之百是感染該細菌所引起。由於該疾病是由特定病原體來定義，病原體即為該疾病的必要因子

（發病一定要感染到它），所以發病的人百分之百是感染該細菌所引起；但是，對很多細菌性疾病而言，被病原體感染到並不一定百分之百會發病，所以病原體並非疾病的充分因子（感染到它一定會發病）。像宿主免疫力及罹病基因型、傳染媒介等因素，都會影響病原體是否會造成宿主發病。

尤其在研究非傳染性疾病的病因時，更會發現「多因一果」和「一因多果」的複雜關係。像高血壓、高血脂、糖尿病、肥胖、抽菸等許多原因，都會增加缺血性心臟病發生的風險。又像抽菸一個原因，就會導致多種癌症、心臟血管疾病、慢性阻塞性肺病等多重疾病。

臺大醫學院曾文賓教授在臺灣西南沿海的研究，發現烏腳病和皮膚癌的盛行率，與飲用水含砷量有明顯的劑量效應關係，也就是飲用井水的砷含量越高，盛行率也越高。

我的烏腳病與砷中毒研究團隊，在臺灣西南與東北沿海，進行飲用含砷井水健康危害的一系列研究，發現砷暴露量和肝癌、肺癌、皮膚癌、前列腺癌、膀胱癌和腎癌的年齡標準化死亡率，都呈現顯著的劑量效應關係，如圖 6-1 所示。

圖 6-1：臺灣西南沿海地區井水砷含量
和多種癌症年齡標準化死亡率的劑量效應關係

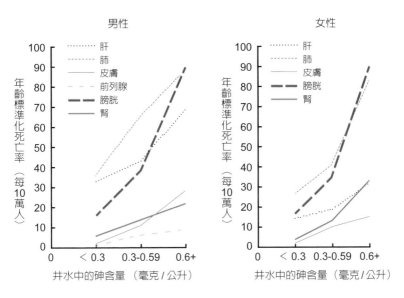

出處：Chen CJ, Kuo TL, Wu MM. 1988. Arsenic and cancers. Lancet 1: 414-415.

　　除了癌症以外，我們的研究團隊也陸續發現，累積砷暴露量越高的人，得到高血壓、糖尿病、缺血性心臟病、腦梗塞、周圍血管疾病、白內障、眼翳、非病毒性肝炎和肝硬化、慢性腎臟病等健康危害的風險也越高，都呈現顯著的劑量效應關係，如表 6-1 所示。我們也發現微循環障礙、小血管疾病、勃起不全、行為發展遲滯、周圍神經病變等疾病，也與砷暴露有關。砷的多重健康危害，就是「一因多果」的範例之一。

表 6-1：累積飲水砷暴露量與罹患各種疾病險的劑量效應關係

疾病／死因	累積砷暴露量			
	低	中	中高	高
皮膚癌	1.0（參考組）	2.8（0.3～31.9）	2.6（0.3～22.9）	7.6（1.0～60.3）
高血壓	1.0（參考組）	0.9（0.2～3.3）	2.4（0.8～6.9）	3.6（1.4～9.6）
缺血性心臟病死亡	1.0（參考組）	2.5（0.5～11.4）	4.0（1.0～15.6）	6.5（1.9～22.2）
白內障（水晶體後囊混濁）	1.0（參考組）	2.2（0.4～12.1）	4.8（1.0～22.2）	5.7（1.2～26.3）
非病毒性肝炎及肝硬化	1.0（參考組）	1.4（0.6～3.7）	2.2（0.8～6.4）	3.3（1.2～9.1）
慢性腎臟病	1.0（參考組）	1.2（0.9～1.5）	1.4（1.1～1.8）	1.4（1.0～1.8）
	低	中	高	
糖尿病	1.0（參考組）	6.6（0.9～51.0）	10.1（1.3～77.9）	
缺血性心臟病（心電圖診斷）	1.0（參考組）	1.6（0.5～5.3）	3.6（1.1～11.7）	
周圍血管疾病（都普勒超音波）	1.0（參考組）	2.8（0.9～9.1）	4.3（1.3～14.5）	
頸動脈硬化（超音波診斷）	1.0（參考組）	1.8（0.8～3.8）	3.1（1.3～7.4）	
腦梗塞	1.0（參考組）	2.7（1.2～5.8）	3.4（1.4～8.1）	
眼翳	1.0（參考組）	3.1（1.8～5.6）	4.1（2.2～7.4）	

　　以砷引起的各種疾病爲例，有砷暴露的人並非百分之百發病；發病的人並非百分之百有砷暴露。因此砷暴露既不是這些疾病的必要因子，也不是充分因子。因此在因果相關的確認上，必須接受更嚴謹的否證檢視。

因果假說的建立與否證

任何的科學研究，無不以因果假說的擬定和否證為骨幹，就如中央研究院胡適院長所說的：「大膽的假設，小心的求證。」假說的擬定，需要豐富的學識和智慧的頓悟；假說的辨證，端賴周延的思維和確實的否證。好的科學家，就必須如朱熹所說的：「博學、審問、慎思、明辨、篤行。」

強有力的因果假說，不僅決定研究的動向，也決定了研究的成敗。**好的因果假說必須是簡單、扼要、明確，而且可以否證的。**因果假說的建立，是一個不斷擬定和否證假說的循環過程，如圖 6-2 所示。研究者憑藉多年累積的經驗，以及智慧火花的迸放，來擬定科學的假說，然後以嚴謹的方法蒐集研究資料，嘗試否證初擬假說。

如果研究結果推翻了初擬的假說，研究者必須再次苦心孤詣的尋找新假說；如果研究結果未能推翻原假說，仍需繼續挑戰自己的假說，再次進行各種不同層面的否證。健全的假說是經過多次否證，仍能夠屹立的假說。嚴謹的研究者，並不以一次的否證未能推翻自己的假說，就認為該假說是確鑿的真理，是真正的因果相關。正由於研究者勇於經常否證自己的奇想，才使得新的假說得以源源產生，新的現象得以源源發現。

圖 6-2：擬定與否證因果假說的持續循環

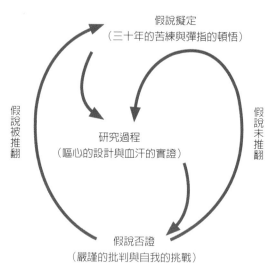

出處：聯經出版社 陳建仁《流行病學：原理與方法》第 36 頁 圖 3-1

　　因果假說不是靠憑空想像或演繹推演的方法就可以建立，而是經過無數次的實驗或觀察，才會歸納出兩連結事件的因果假說。因果假說的擬定與否證，是科技進步的驅動者。

　　16 世紀英國著名的哲學家和科學家法蘭西斯・培根曾經說過：「促進科學和技術發展的新科學方法，首先就是去尋找新的原理、新的操作程序和新的事實。這類原理和事實可以在技術知識中找到，也可在實驗科學中找到。當我們理解這些原理和知識以後，就會導致技術上和科學上的新應用。」

　　18 世紀英國著名的哲學家大衛‧休謨（David Hume），
認為**我們對於世上因果關係的認知，是取決於我們的情緒、習
俗和習慣，既不是取決於理性，也不是取決於抽象、永恆的自
然定律。**他在《人性論》以及《人類理解論》書中提到，大
多數人都相信只要一件事物，伴隨著另一件事物而來，兩件事
物之間必然存在著某種關聯，使得後者伴隨前者出現。他指出
「我們無從得知兩事物之間的因果關係，只能觀察它們總是會
連結在一起，而在過去的經驗裡，又是從不曾分開過。但是，
我們不能說就是一件事物造就另一件事物。」休謨主張我們會
相信兩者間的恆常連結是因果關係，是因為**我們養成的心理習
慣和人性所造成的，而非事物的本質。**恆常連結是會隨著時間
而改變，受到任何我們所不知道的事實真相，或在過去經驗中
不曾察覺的事實的影響。即便有如此的論說，休謨卻認為歸納
推理帶有相當值得注意而又神奇的預見未來的能力。

　　啟蒙時代著名的德國哲學家伊曼努爾‧康德（Immanuel
Kant），調和了勒內‧笛卡兒（René Descartes）的理性主義
與培根的經驗主義。雖然他接受休謨對於事物本質的「不可知
論」，但是他認為人類透過觀察所獲得的結果是事物本質的反
映，是本質投射的現象。即使透過觀察對事物本質是不可知
的，但卻可得知事物本質所投射的表象和特徵，而因果關係正
是事物本質所反映的特徵。**我們不需要懷疑觀察和歸納的結
果，觀察和歸納所形成的因果關係是可知的，而反映出因果關**

2.

—

彌爾法則：
建立因果假說的邏輯

　　約翰‧史都華‧彌爾是 19 世紀英國著名的哲學家、政治經濟學家。他繼承培根的科學方法觀，在他的《邏輯體系》書中，提出五種不同歸納推理的方法，包括一致法、差異法、同異聯合法、剩餘法、共變法。他提到，**當我們使用到「原因」這個詞的時候，都是已有了預設的主張，或假設的觀點，而認為因果關係會是一致的。**當我們承認有某種「原因」存在的時候，就是預期會有特定的「結果」發生，而且無論何時何地都會發生，這就是「因果律」。**一旦我們了解到因果律，並且希望「果」不要發生時，就可以從「因」去改變。**

　　從流行病學觀點來看，我們希望「預防疾病發生」，就要藉著觀察現象與歸納推論，來了解「疾病發生的原因」，並透過因果律來預防不利事件的發生。彌爾《邏輯體系》的歸納方法，大大地影響了後來的科學家，不論是約翰‧史諾，或羅伯‧柯霍等，在進行因果推論的時候，都會使用到這些方法，

來建立疾病與病因之間的因果假說。

一致法（求同法）

「一致法」是指在研究現象發生的兩個或兩個以上的事例當中，只有一個相同的情況（條件）存在，所有事例共有的情況，就是該現象的因（或果）。

舉例來說，接觸過霍亂病人、住處過度擁擠、飲用汙染水源等狀況，都有一個共有的情況，就是吞食到病人排泄物，因此可以假定吞食病人排泄物與霍亂有因果關係。

在「抽菸與肺癌」的數十個研究當中，無論研究對象是男性或女性、是年老或年輕、是富有或貧窮、在鄉村或都市，或在不同國家，都一致指出抽菸和肺癌有顯著相關，因此可以擬訂「抽菸引起肺癌」的因果假說。**因為「一致法」是從觀察的許多事例當中，找出引起現象的共同情況，所以也叫做「求同法」。**

差異法（求異法）

「差異法」是指在研究現象發生與不發生的兩個事例中，除了一個情況（條件）不同而外，其餘的所有情況都相同，則此唯一的不同情況即為該現象的因（或果），或因（果）的必

要部分。史諾在分析兩家供水公司共同供水地區的霍亂死亡率時，就強調這地區提供很理想的「自然實驗」事例，因為兩家公司供水的家戶，在街道位置、社會經濟地位、職業、生活型態、飲食習慣、年齡性別分布等情況都很相近，只有供水公司是唯一不一樣的情況，因此可以擬訂「供水公司就是霍亂發生的原因」的假說。

差異法與和古典實驗相當雷同，研究者在實驗中，往往使研究的各種條件都一致，只讓其中一個條件改變，來觀察研究現象的變化。在流行病學研究和臨床試驗上，往往採用隨機分配、雙盲程序、個案配對等研究方法，來達到研究背景情況都相同的目的。COVID-19 疫苗臨床試驗，就是透過研究設計讓試驗組與對照組，在受試者的年齡、性別、健康狀況、服藥情形各方面都相同，唯一的差異就是施打的是疫苗或安慰劑，甚至連研究醫師和受試者都不知道誰分配在試驗組或對照組。COVID-19 治療藥物的臨床試驗也是如此，試驗組與對照組在發病的時間、疾病的嚴重度、接受試驗的醫院、病況的追蹤評估等各方面都相同，唯一的差異就是施打或服用的是藥物或安慰劑。

然而，在觀察性的研究當中，現象發生與不發生的兩事例之間，可能不只有單獨一個情況不同，而是有許多情況不同，差異化也因此受到限制。**因為「差異法」是觀察比較事件發生與不發生事例當中，找出引起現象的差異情況，所以也叫做**

「求異法」。

同異聯合法（求同求異法）

我們也可以同時運用一致法和差異法，來建立因果假說。當現象出現的兩個或兩個以上的事例，只有一個先前情況是共同的；而且現象不出現的兩個或兩個以上的事例，都沒有這個唯一的先前情況，這個唯一的先前情況，就是該現象的原因，或原因的必要部分。

「同異聯合法」的特點，是**兩次求同、一次求異**。換句話說，在所有出現現象的事例當中，找出共同的先前情況；在所有未出現現象的事例當中，都同樣找不出該共同的先前情況；而且在出現與未出現該現象的所有事例當中，**唯一的差異就是該共同的先前情況**。

1960 年代，臺大公共衛生研究所的陳拱北與吳新英教授，到臺灣西南沿海的北門、學甲、布袋、義竹、下營五個鄉鎮，進行烏腳病的研究。他們把 109 各村里分成四組，第一組是只使用地河井水的 39 村里、第二組是併用地河井水和淺井水的 30 村里、第三組是只用淺井水的 38 村里、第四組是只用地面水的 2 村里。這四組在年齡、性別、社會經濟地位、生活習慣、職業型態都很相近，但是第一、二組才有烏腳病發生，第三、四組卻沒有烏腳病發生。前兩組的共同情況就是都有使

用地河井水，後兩組的共同情況就是都沒有使用地河井水，前兩組與後兩組的差異，就是有無使用地河井水。因此他們建立了「使用地河井水引起烏腳病」的因果假說。

同異聯合法雖然觀察了現象發生與未發生的兩類事例組，但所觀察的事例很可能仍是有限的，所以現象與先前情況之間，不必然具有因果關係。為了提高同異聯合法所得到的結論的可靠性，**一方面要增加觀察現象有無出現的各種事例，另一方面要盡量選擇可比較性較高的「有現象出現」與「無現象出現」的各種事例來進行分析。**

共變法

「共變法」是指在兩個或兩個以上的事例當中，觀察的研究現象會按特定的形式，隨著某一情況的改變而變化，則該情況可能是研究現象的一個因（或果），或者是兩者藉著某種因果性而彼此關聯。

共變法要研究的現象與情況，彼此有系統性的變化，每當假設的情況改變時，研究的現象就朝著一定的方向改變。前述砷暴露量與多種疾病發生風險的劑量效應關係，就是一個典型的例子。其他的例子包括：毛地黃服用劑量越大，心律不整的次數越多；抽菸量越大，罹患鱗狀細胞肺癌的風險越高；放射線暴露劑量越大，白血病罹患率越高等等。

剩餘法

「剩餘法」是指從研究現象當中，去除以往歸納出來的情況所引起的部分作用之後，該現象剩餘的部分，即是其餘情況所引起的作用。**剩餘法是先從該現象除去已知因素的作用，再單獨衡量其他因素的作用。換言之，去除已知原因的變異後，剩餘的變異一定是由其他原因所造成的。**以鱗狀細胞肺癌來說，假如90％是由抽菸引起，其餘10％必定是由其他原因引起。研究空氣汙染對慢性呼吸道疾病的影響，就是應用這一法則設計研究來解釋剩餘的變異。抽菸是慢性呼吸道疾病的主因，因此針對都市不抽菸的成人族群進行隨機抽樣調查，便可以發現慢性呼吸道疾病和空氣汙染的關係。

剩餘法讓研究者從複雜的致病體系中，簡化選擇出可予否證的因果假說，減少其他因子的干擾，使得研究現象與特定因子之間的關係，可以較正確地加以觀察研究。常用的研究方法，包括分層分析、複回歸分析、配對、限制等，都是剩餘法的實際應用。分層分析與複回歸分析，都是利用資料分析來控制主要病因的影響；配對與限制研究對象，則是利用研究對象選取來控制主要病因的影響。

1990年，我們在林口長庚醫院與高醫大中和醫院，進行肝細胞癌的病例對照研究，盧勝男教授就利用複回歸分析來評估各病因的重要性。結果發現B型肝炎表面抗原（HBsAg）

與 e 抗原（HBeAg）的帶原狀態、抽菸量、酗酒習慣、肝細胞癌家族史等，都和肝細胞癌的發生有顯著相關。其中可歸因於 HBsAg／HBeAg 帶原狀態的肝細胞癌風險百分比高達 79％。

類比法

「類比法」是指一個現象的多種情況（條件），都和已知的另一個現象的多種情況相符合，這個已知現象的其他情況，也可能是另一個現象的因（或果）。**類比法是演繹法，而上述五種方法是歸納法。**

如果陌生疾病的特性，與已知疾病的特性相同時，我們可以推定已知疾病的致病因子，可能是陌生疾病的致病因子。

舉個例來說，因為成年人肺結核的年齡與性別分布和肺癌相似，因為抽菸會導致肺癌，因此推論抽菸也會引起成人肺結核。由於 Burkitt 淋巴瘤在非洲的地理分布與黃熱病一樣，因此假定蚊蟲是 Burkitt 淋巴瘤的傳染媒介，而且 Burkitt 淋巴瘤的年齡發生率，也與黃熱病毒抗體盛行率一樣，隨著年齡增加而增加，因此加強了上述的假說。由於多發性硬化症的地理分布與其他流行病學特徵，和麻痺型小兒麻痺相同，於是有人認為多發性硬化症也是在幼年時受到感染而引起的疾病。

類比法的應用有可能造成錯誤，舉個例來說，由於遺傳性疾病都會有家族聚集的現象，如果我們假定有家族聚集的疾病

都是遺傳病，那就大錯特錯了。因為像 COVID-19 等傳染病，也都會呈現家族聚集的現象。史諾在研究霍亂經汙水傳播的特性以後，觀察到鼠疫和黃熱病，也和過度擁擠、個人衛生不良有關，而且三者都會侵襲河流沿岸市區，他錯誤地利用類比法推測鼠疫和黃熱病的傳播方式和霍亂一樣。

彌爾法則固然有助於因果假說的建立，但是**健康事件的因果關係相當複雜，常常無法滿足彌爾法則的前提**，像是「除了一個情況外，所有其他情況都相同」或是「只有一個情況相同，其餘的情況都不相同」的狀況，都不常存在，因為生物醫學現象有很多影響因素，因此有更多的不確定性。

19 世紀細菌說剛建立時，亨勒科霍準則常被用來做為判定細菌病原體的標準，該準則設定傳染病病因的「有因必有果、有果必有因」的一對一條件。換句話說，**所有的病人都受到病原體感染，也就是病原體是疾病的必要因子；而且每一個受到病原體感染的人都會發病，也就是病原體是疾病的充分因子。彌爾法則的一致法就是必要因子的條件，而差異法是充分因子的條件。**但是傳染病原體雖是疾病的必要因子，卻不是充分因子，因為並非所有感染者都會發病。

3.
—

希爾準則：
因果關係判定準則

　　有了抗生素及疫苗以後，很多傳染病得到妥善地控制。非傳染疾病，如癌症、心臟血管疾病等慢性病，成為人類重要的健康威脅。慢性病的致病因子，比傳染病更為複雜。慢性病的病因非常多，既沒有唯一的必要因子，更沒有一定會致病的充分因子，慢性病與病因的因果關係，又要如何判斷呢？

　　1950 年，大西洋兩岸的美、英兩國，分別發表了抽菸引起肺癌的重要研究成果，引起廣泛地重視和討論，也受到很多的質疑。美國的病例對照研究是由恩斯特・溫德（Ernest L. Wynder）與埃瓦次・格雷厄姆（Evarts A. Graham）所主持，英國的病例對照研究是由理查・多爾（Richard Doll）和奧斯汀・布拉德福德・希爾（Austin Bradford Hill）所主持。這兩項分別發表於《美國醫學會期刊》（*JAMA*）和《英國醫學期刊》（*British Medical Jouranl, BMJ*）的研究，都發現抽菸與肺癌有顯著的相關，這是全球菸害防制工作的濫觴。接下來一

系列的世代追蹤研究，也發現抽菸與肺癌有很強的相關，而且抽菸量越高、抽菸年數越長、抽菸年齡越早，都與肺癌發生的風險呈現顯著的劑量效應關係。

　　1965 年，希爾提出了一套包含九項標準的因果關係判定準則，以推論環境致病因子與疾病之間的關聯性是否為因果相關：

　　①**強度**：相關的強度，可以用來判定因果關係。雖然弱相關不表示沒有因果關係，但是越強的相關，越有可能是因果關係。

　　②**一致性（再現性）**：對不同人群在不同時地所進行的多項研究，觀察到同樣相關的一致性越高，越有可能是因果關係。

　　③**特異性**：特定病因只和特定的疾病有關聯（該原因不會和其他結果有關聯，而該結果也不會和其他原因有關聯）的情形越明顯，所觀察到的相關，越有可能是因果關係，這條件在非傳染疾病，常常無法存在。此條件並不是非要不可，但是有此條件更有可能是因果關係。

　　④**時序性**：疾病必須發生在病因暴露之後（如果在病因和疾病之間，必須經過一段潛伏期或誘發期，疾病必須在該時期之後發生），這是所有準則當中，唯一的必要準則。

　　⑤**生物梯度（劑量效應關係）**：如果暴露於病因的劑量越

高、時間越長，發生疾病的風險也越高，越有可能是因果關係。但是病因暴露量與發生疾病風險，未呈現生物梯度關係，仍有可能是因果關係。

⑥**合理性：**現有生物醫學知識越能夠合理解釋病因和疾病的關聯以及致病機制，越有可能是因果關係。但是有許多新疾病的致病機制，無法從既有知識找出合理的解釋，也不能夠排除可能是因果關係。有時可能是新穎的突破性發現。

⑦**連貫性：**病因和疾病的關聯性，越符合現存的生物醫學知識，越可能是因果關係。

⑧**實驗：**減少或停止病因暴露，即可以降低疾病風險，很可能是因果關係。

⑨**類比性：**所觀察到的病因與疾病之間的關聯性，越能夠類比到其他已知疾病的因果相關，越可能是因果關係。

希爾法則可以摘要如表 6-2 所示：

表 6-2：判定因果相關的希爾準則

希爾準則	說明
強度（效果大小）	相關強度越大，越可能是因果關係。
一致性（再現性）	各項研究結果越一致，越可能是因果關係。
特異性	相關特異性越高，越可能是因果關係。
時序性	病因暴露一定在疾病發生之前，這是唯一必要準則。
生物梯度	劑量反應關係越明顯，越可能是因果關係。
合理性	生物醫學合理性越高，越可能是因果關係。
連貫性	越符合現存的生物醫學知識，越可能是因果關係。
試驗	減少病因暴露會降低疾病風險，可佐證是因果關係。
類比性	其他類似的疾病因果相關案例，可佐證因果關係。

讓我們利用希爾準則來檢視抽菸與肺癌的因果相關判定：

①強度：抽菸者得肺癌的風險是非抽菸者的十倍。

②一致性：在很多國家的很多研究，都一致發現抽菸與肺癌的顯著相關。

③特異性：抽菸會引起肺癌、多種癌症和其他疾病；除了抽菸以外，還有其他因子也會引起肺癌。抽菸和肺癌的相關未具有特異性。

④時序性：所有的研究都是肺癌發生在抽菸多年之後，具有明確的時序性。

⑤生物梯度：抽菸時間越長、抽菸量越大，得肺癌風險也越高，呈現顯著的劑量效應關係。

⑥合理性：動物實驗發現菸煙暴露會引起肺癌，可以合理
　解釋抽菸引起肺癌的關聯性和致病機制。

⑦連貫性：菸煙含有很多致癌物，抽菸引起肺癌是符合現
　存的生物醫學知識。

⑧試驗：戒菸會降低肺癌的風險，進一步支持了抽菸與肺
　癌的因果關係。

⑨類比性：吸入石綿會導致肺癌，可以佐證抽菸與肺癌的
　因果關係。

　　由於抽菸與肺癌的相關性，滿足了大多數的希爾準則，所
以菸害防制成為世界衛生組織和各國的重要公共衛生工作，臺
灣也在 1997 年通過菸害防制法。

不抽菸也會得肺癌？

　　雖然在許多研究觀察到因果關係，仍然必須深入研判因果
假說的各項研究，仔細衡量是否符合各項準則的條件。在希爾
提出的九個判斷因果相關的準則當中，符合任何單一準則還不
足以確認因果關係。**符合條件的準則越多，也就是強度越高、
一致性越高、時序性正確、合理性越高、生物梯度越明顯，屬
於因果相關的可能性就越高。**

　　即使抽癌與肺癌的因果關係已經確立，但是臺灣肺癌的致

病因子卻有其獨特性，不能完全套用英美的研究成果。舉例來說，臺灣男性的抽菸盛行率，從 1990 年的 59.4％，降到 2020 年的 23.1％，減少了一半以上。臺灣男性鱗狀細胞肺癌的每十萬人發生率，也從 2000 年的 12.5％降至 2018 年的 8.7％。然而，腺細胞肺癌的每十萬人發生率，卻從 1995 年的 9.3％上升至 2018 年的 26.3％。也就是說，**抽菸人口減少一半，但腺細胞肺癌卻將近三倍！**

不只男性如此，女性腺細胞肺癌的每十萬人發生率，也一樣從 1995 年的 7.1％上升至 2018 年的 30.0％，超過四倍。臺灣女性抽菸盛行率，從 1990 年到 2020 年一直維持在 3 ～ 5％，比男性抽菸盛行率低很多；但是女性腺細胞肺癌的每十萬人發生率高出男性（2018 年是 30 比 26）。很顯然的，腺細胞肺癌與抽菸沒有相關性，可能與室內和室外空氣汙染、特殊職業暴露、烹飪油煙暴露、家族肺癌史、慢性肺部疾病（如阻塞性肺疾病、肺結核）等因素有關。

否證法：不斷猜測與反駁

卡爾・雷蒙德・帕普爾（Karl Raimund Popper）是出生於奧地利的猶太裔著名哲學家，被譽為 20 世紀最偉大的哲學家之一。他在《科學發現的邏輯》與《猜想與否證：科學知識的增長》兩書中，提出否證法（證偽法）的科學假說判定標準，

並且以「能否被否證」來區別「科學的」與「非科學的」因果假說。他認為任何科學理論，都是人類知識範疇的假設與推論，只有藉否證法重複檢驗的假說，才能不斷去蕪存菁而逼近真理。**可否證的理論就是科學的，無法透過否證檢驗的理論便是非科學的。**

　　否證主義是科學哲學的一大進步，因為否證法提供驗證真理的有利方法。我們始終無法透過歸納法來證明因果假說是真的（真理），但是我們可以努力去推翻因果假說，來證明它是錯的，經過很多次否證仍然未被推翻的假說，就越可能是對的（接近真理）。舉個例子來說，我們觀察天鵝羽毛的顏色，發現觀察到的天鵝都是白天鵝，就建立「天鵝是白色的」假說，後來繼續觀察到一千隻、一萬隻天鵝都是白的，我們並不能確證「天鵝是白色的」。直到我們找到一隻黑天鵝，「天鵝是白色的」假說就被推翻（否證）了！**我們可以「否證」科學假說，卻不能「確證」科學假說。**因為歸納源自研究者主觀的觀察，往往受限於自身觀察的角度和環境，我們建立的假說都與自身的經驗背景有關，也往往是片面而主觀的。**主觀不表示觀察到的是假象，而只是真相的一小部分**，就像「瞎子摸象」一樣，很容易落入以偏概全的泥淖！因此，努力不斷否證自己建立的因果假說，才能逼近真理！

不被現有知識束縛

知識就是力量，但是所有知識的創造，都受到當下時空的限制，因此會不斷地被更新。我們在學習知識、應用知識時，也應該檢驗知識，批判知識。即使我們思考的事件與現有知識有衝突，說不定正是創新知識的發現！

當時畢思理與我在研究 B 型肝炎之初，多數人都認為肝癌是黃麴毒素引起，完全不相信 B 型肝炎會引起肝癌。即便如此，我們還是相信「B 型肝炎引起肝癌」的因果假說，努力嘗試加以否證。

現在用希爾準則來檢視「B 型肝炎病毒會引起肝癌」的因果假說：

①強度：B 性肝炎病毒（HBV）帶原者得肝癌的風險，是非帶原者者的 20 倍以上。

②一致性：在很多國家的很多研究，都一致發現 HBV 與肝癌的顯著相關。

③特異性：HBV 會引起猛爆性肝炎、慢性肝炎、肝硬化、肝癌；除了 HBV 以外，還有其他因子也會引起肝癌，像 C 型肝炎病毒、酗酒、肥胖、抽菸、糖尿病、慢性砷中毒。HBV 和肝癌的相關，不是一對一相關，未具有特異性。

④時序性：所有的研究都是肝癌發生在感染 HBV 成為帶

原者之後，具有明確的先後時序性。

⑤生物梯度：血清 HBV 病毒量越高，得肝癌風險越高，呈現顯著的劑量效應關係。

⑥合理性：動物（土撥鼠和鴨）實驗發現感染肝炎病毒會引起肝癌，可以合理解釋肝炎病毒引起肝癌的關聯性和致病機制。

⑦連貫性：肝炎病毒會引起發炎反應、肝纖維化、肝硬化，進而誘發肝癌。肝炎病毒引起肝癌是符合現存的生物醫學知識。

⑧實驗：B 型肝炎預防接種、抗病毒藥物治療慢性 B 型肝炎，都會降低肝癌的風險，進一步支持了肝炎病毒引起肝癌的因果關係。

⑨類比性：Rous 肉瘤病毒引發雞肉瘤，佐證肝炎病毒引起肝癌的因果關係。

　　從上述的論述可以說明 B 型肝炎病毒引起肝癌的因果假說，經過多次的病例對照研究、世代追蹤研究、臨床試驗都無法加以否證，因此該因果假說是有因果相關的可能性就很高。

　　因果假說的建立與否證，在觀察或試驗研究都扮演很重要的角色。雖然我們只能否證而無法確證因果關係，但是經過多次否證而無法推翻的因果相關，可以讓我們嘗試去避免或減少暴露於病因，來降低疾病發生的風險。

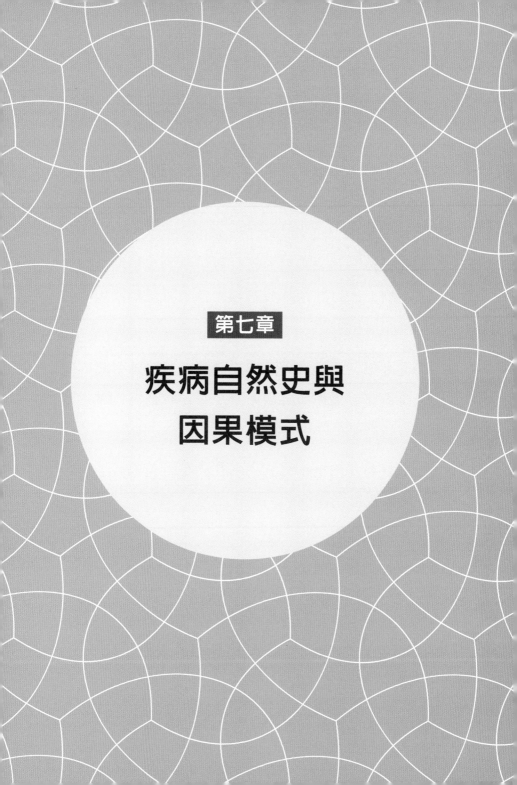

第七章

疾病自然史與
因果模式

因果思辨

①就社區醫學的觀點而言，傳染病的「早期診斷與
治療」，對於確診病例和未感染者是初段預防還
是次段預防？

②從因果三角模式來看，要避免或減少砷引起的健
康危害，應從環境因素著手，還是從個人減少飲
用含砷飲水較為有效？

③你覺得「因果輪模式」與「因果三角模式」最大
的不同點是什麼？

1.

疾病自然史

　　每個人的一生都有自己的生命史，疾病也有其自然演變的過程，稱為疾病自然史。了解疾病自然史，不只讓我們知道疾病從最初的可感受期到死亡的發展，更重要的是，讓我們從中學習如何保護自己、促進健康。生物醫學科學家常常會探索驅動疾病自然史進展的許多因素，這些驅動因素值得被分辨是否和疾病的發生有因果相關。許多因果模式，包括因果三角、因果網、因果輪、因果派、因果螺旋等，常被用來說明探索多重病因的複雜性，以期找出可以有效介入，以減少發病風險的對策。

　　任何疾病的發生都有一定的自然史，它原本是連續性的變化，但是為了便於描述，常將它分成五個階段，分別是可感受期、臨床前期、臨床期、殘障期、死亡（見圖 7-1）：

　　①**可感受期：**此時期疾病還沒有發生，但是病原已從環境中進入宿主體內，有可能導致宿主生病。環境中的病原（致病因子），包括了輻射線等物理病原、飲水砷等化

學病原、傳染病原體等生物病原、酒後駕車等社會行為
病原。受到病原暴露就會有發病之虞。

會增加疾病發生的風險因子，可分成兩大類：**第一類是
不能改變的風險因子**，例如年齡、性別、種族、遺傳基
因等。例如年齡越老越容易得到癌症、心臟血管疾病、
退化性疾病等；很多疾病的風險也是男女性大不相同。
雖然這些風險因子無法改變，卻可以用來預測發病風
險，做為選擇疾病防治對象的參考。

第二類是可以改變的風險因子，像是各式各樣的病原。
避免或減少病原的暴露，即可降低疾病發生風險。例如
避免受到病原體感染，改變飲食習慣降低膽固醇，不抽
菸、不酗酒、不嚼檳榔減少癌症發生風險，維持良好親
子關係、減少情緒障礙等。

②**臨床前期（亞臨床期、次臨床期）：**在這時期，進入宿
主體內的致病因子，已經產生一些病理變化，像是生物
病原的複製繁殖，或是化學毒物的代謝活化，進而造成
身體結構或機能的失常，像是葡萄糖耐受力不全、動脈
粥狀硬化等。但在這時期，體內的變化都是低於臨床
診斷水平，宿主本身並未感覺到臨床症狀，像頭痛、咳
嗽、流鼻水、發燒等。

臨床前期的病理變化，可以透過精密的分子或影像診斷
來發現，以便提早給予適切的臨床處置，避免疾病繼續

向臨床期推進。COVID-19 的臨床前期病毒大量複製，可以利用抗原快篩或 RT PCR 檢驗 RNA，來找出正在臨床前期的病例，盡速加以隔離，來避免傳染病毒給家人、同事、同學等密切接觸者。

③**臨床期：**在這時期，宿主的生理或心理的結構或功能已經有明顯變化，已經出現各種徵候和症狀，甚至會出現合併症或續發症。例如 COVID-19 的臨床期的變化會出現咳嗽、打噴嚏、發燒、腹瀉、嗅覺失全、味覺失全等症狀和徵候。

臨床期的定義並無定論，有些學者將症狀徵候開始出現，到殘障期開始前的期間，稱為臨床期；有些學者是將症狀徵候開始出現，直到病患痊癒或死亡的整段期間，都稱為臨床期。臨床期也常被劃分得更細，例如癌症期別會分為原位癌、侵襲癌、轉移癌，或臨床 0 期、1 期、2 期、3 期、4 期。如果病患在臨床期得到適切的治療就可以痊癒復原，如果病情繼續惡化即會進入殘障期。

④**殘障期：**在這時期，宿主的症狀已經很嚴重，必須臥床接受治療，暫時或永久喪失部分生活能力。殘障期又可分為暫時殘障期或永久殘障期，有些還會產生後遺症。像烏腳病患者的四肢末梢脫疽、機動車肇事造成的臥病或截肢，嚴重腦中風引起的半身不遂或植物人狀態。這

階段最重要的就是身、心、靈與社會功能的復健，讓患者能夠恢復正常生活。如果很不幸，從殘障期再向前推進，就進入死亡。在死亡之前，應該提供合適的安寧療護，讓垂死者與家屬都能彼此「道謝、道愛、道歉、道別」，使得生者死者兩無憾。

⑤ **死亡**：疾病一再惡化，會使得殘障者終告死亡。死亡有時候並非原來疾病所造成，而是導因於合併症或續發功能衰竭。

　　疾病自然史的變化，是連續性而非間歇性的，它的分期只是隨意而定。分期的界線往往不明確，但是隨著基礎醫學知識的提升、實驗診斷方法的改進、臨床經驗的累積、疾病調查的深入、病因探討的加強，使得自然史的了解和分期更加完善。

　　但是，同一疾病的自然史，並非一成不變的。它會因人、因時、因地而有不同。例如，受到傳染性病原體感染後，到產生臨床症狀的這段期間，也就是潛伏期，就會因人、時、地而有所不同。這種自然的隨機變異，使得自然史的研究面臨到不確定性的難題。自然史的研究，也會面臨篩檢或醫療介入而帶來困擾，理論上，自然史指的是在自然狀況下，疾病的變化過程，這演變是在完全未受外來因素影響下觀察得到。

圖 7-1：疾病自然史與三段五級預防策略

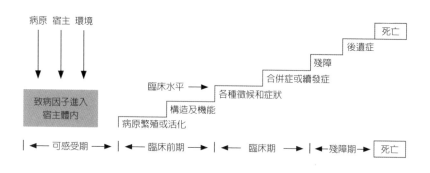

出處：聯經出版社 陳建仁著《流行病學：原理與方法》第 20 頁 圖 2-1

　　利用長期追蹤研究法來觀察一群病人，從感染到傳染病原體或暴露到環境病原，一直到發病、殘障，死亡的自然過程，而不介入任何醫療措施，在醫學倫理上是不被允許的。自然史的研究，有相當大的比例是以橫斷研究法來觀察，分析各期病人的平均年齡，再推斷疾病自然史各階段的發展時隔，來描繪

出自然史的演變。這種橫斷研究，**會受到世代效應、新開發診斷方法、民眾接受研究意願、競爭死因的影響，而產生可能的偏差。**

三段五級預防

　　針對疾病的自然史，我們可以採行三段五級的預防工作，來避免病原的暴露、遏止疾病的發生、阻斷疾病的進展惡化、避免或縮短殘障期間和降低死亡的風險。三段五級的預防，包括了一般常見的預防、治療和復健等，任何可以中止或延緩疾病自然史的保健醫療措施。

　①**初段預防：**這一段的預防工作，是針對可感受期而設。藉著改變個人的易感受性，或是降低暴露於病原的風險，來達到遏阻風險因子啓動致病作用的目的。

　　初段預防可再分成兩級，**第一級預防是「促進健康」，其目的是在增進宿主身心的健全，以抵抗各種病原的可能侵襲。**像衛生教育、適宜的營養攝取、保暖整潔的衣物、衛生舒適的住家、良好個性發展、量才適性的工作、充分睡眠休息、良好衛生習慣、持續適當運動、正當娛樂消遣、婚姻與生育教育、遺傳優生保健、定期健康檢查等，都可以維護生理、心理和社會上的健全，預防各式各樣疾病的產生。健康促進必須努力實踐才能獲

得成效，牽涉到個人的健康信念和保健行為，衛生教育的設計與推廣，以及民生福利和社會安全的推展。

第二級預防是「特殊保護」，其目的在於針對特定的疾病，採行各種保護措施，以避免或減少該疾病的發生。 像接種疫苗預防傳染病、戒除抽菸酗酒預防癌症、減肥運動預防糖尿病、改善飲水供應預防寄生蟲病、配備防護器具預防工業災害，使用安全帽與安全帶預防交通事故傷害、食鹽加碘預防甲狀腺腫、避免黃麴毒素汙染預防肝癌、避免花粉或空氣汙染以預防氣喘等，都屬於特殊保護的措施。以往傳染病防治的成功，都是由於預防接種和環境衛生等特殊保護措施所促成，對於慢性病和事故傷害的預防，特殊保護更為重要。

②**次段預防：** 這一段的預防工作，是針對疾病早期的發展而設，藉著第三級預防的「早期診斷和適切治療」，來防範或阻滯臨床前期和臨床初期的變化。藉著疾病在最早期就被發現和治療，可以預防病灶的惡化與擴散、減少併發症與續發症的產生、縮短殘障時間。有些疾病的初段預防較為困難，次段預防就成為防治該等疾病的中心工作，像糖尿病、高血壓、高血脂、子宮頸癌、女性乳癌、大腸癌、口腔癌、肺腺癌的篩檢。

如果這類疾病的風險因子不斷被發現，就可以將防治工作從次段推進到初段，從治療推進到預防。預防工作能

夠越向疾病自然史的早期推進，越能達到事半功倍的效果。像接種人類乳突病毒疫苗來預防子宮頸癌，維持適當體重來減少高血糖、高血壓與高血脂。

③**末段預防**：這一段的預防工作，是藉著各種臨床治療方法，使得病例早日痊癒康復，或使得殘障病例接受生理、心理和職能的復健，而恢復完全或部分的機能。

末段預防可以再分為第四級的「限制殘障」和第五級的「復健」。限制殘障是使疾病不再惡化成暫時性殘障，或是使暫時性殘障不再繼續惡化成永久性殘障，例如受傷肢體的物理和職能治療。復健是使殘障的人恢復自立自主的能力，減少對他人的依賴，能夠扮演正常生活的角色。復健工作必須透過社會心理、職業和醫學的整合來努力，才能夠使病患發揮最大的能力。

個人傳染病自然史與預防

現在更深入來看看傳染病的自然史和三段五級的預防工作，如圖 7-2 所示，傳染病的發生和病原、宿主、環境的特性有密切關係。傳染病原體要成功進入人體，必須具備四條件，包括**病原、可感染宿主、合適傳染窩、以及適當傳染途徑**。病原體一旦進入人體，就會先在人體內適應繁殖、產生毒素，激發人體產生抗體或抗毒素，引發發炎反應與噬菌作用，導致組

織、體液與血液的變化等一系列的病理變化，然後宿主才開始產生臨床表徵。

　　從傳染病原進入宿主，到出現第一個症狀或徵候的期間，稱之為潛伏期。有些感染者未產生臨床症狀就痊癒，稱之為無症狀感染者。有些感染者會出現傳染病原體造成的典型臨床表徵，諸如頭痛、發冷、發燒、起疹、黃疸、噁心、嘔吐、下痢、腹痛、疲倦、咳嗽、流鼻涕、肌肉痠痛等。臨床症狀出現後，病人可能因自己的免疫能力或接受治療而痊癒康復，有些康復者會完全廓清病原，有些會成為暫時或慢性帶原者。有些傳染病人會因病情惡化，而造成暫時或永久殘障或缺陷，甚至進展到死亡。

　　為了預防病原體進入人體，必須深入了解病原體、宿主和環境的特性與互動狀況。舉個例來說，病原體的物理、化學、生物特性，會影響它在環境中的存活力，以及進入人體的途徑。病原體對宿主的感染力、侵入力、致病力和毒力，以及宿主對病原體的阻絕感染力和免疫力，都會影響感染狀況和疾病嚴重度。氣溫、雨量等物理化學環境，動物傳染窩、病媒等生物環境，以及住宅擁擠度、人口密集程度、檢疫隔離等社會環境，都會導致不同的感染風險。

圖 7-2：傳染病自然史與三段五級預防策略

病原	宿主	環境
(1) 病原的特性： 　①物理特性：大小、形狀等 　②生物特性：運動、生長、生活史、抵抗力、存活力等 　③化學特性：組成、反應等 (2) 和宿主的關係： 　①感染力和侵入力 　②致病力和毒力 　③抗原性 　④人類傳染窩藪 (3) 和環境的關係 　①環境傳染窩藪 　②逆境抵抗力 　③傳染途徑和條件	(1) 年齡、性別、種族 (2) 遺傳和個人體質 (3) 風俗和習慣 (4) 特殊抵抗力（免疫力）	(1) 物理環境：地理、氣候等 (2) 生物環境：動物傳染窩藪、病媒等 (3) 社會環境：收入、住宅、人口密集程度、醫療保健設備等 傳染四條件 (1) 病原 (2) 合適傳染窩藪 (3) 可感染宿主 (4) 適當傳染途徑

促進健康	特殊保護
加強衛生保健教育 維持良好營養狀況 養成良好衛生習慣 合適的工作和休閒 良好的個性發展 避免過度疲勞	例行預防接種 疫時預防接種 個人衛生習慣 隔離和檢疫 病媒管制 消毒和清潔 蟲媒撲滅 其他環境衛生措施

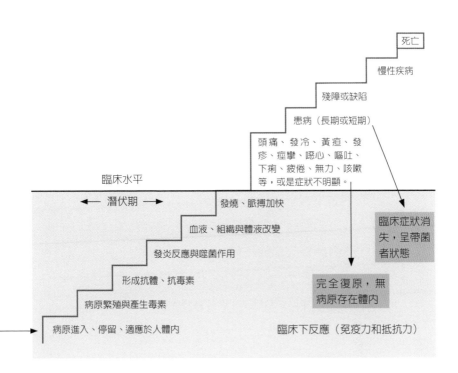

早期診斷和適切治療		
調查和檢驗：發現早期病例 利用各種方法檢出接觸者與消毒汙染環境 諮詢專家提供防疫對策 病例通報與隔離治療 調查接觸者予以匡列與隔離	限制殘障	
	完全治癒 住院治療 居家護理	復健
		職能訓練 雇用殘障者 安排就業

　　利用初段預防的「健康促進」和「特殊保護」，可以藉著中斷傳染途徑和增加宿主免疫力來避免得到感染；利用次段預防的「早期診斷、適切治療」，可以避免併發症的發生；利用末段預防的「限制殘障」和「復健」，可以避免病況加重而導致暫時或永久殘障，甚至死亡。就社區醫學的觀點而言，傳染病的「早期診斷與治療」，對於病人本身是次段預防，但是對於社區的可感染宿主，則是初段預防。**因為對病人的迅速診療，可以降低可感染宿主被傳染的機會，後者雖無免疫力，也會因為未接觸到感染來源而不發病。**

疫病流行的自然史與三段五級預防

　　一個社區或國家就像是一個生命共同體，傳染病流行疫情的侵入、發生、蔓延到癱瘓社會，也有它的自然史，而要有效遏止流行的發生與蔓延，也有三段五級的防疫對策。

　　一個國家或社區疫病流行自然史的「易流行期」，是指確診病例尚未進入境內的階段；「流行前期（次流行期）」是指境內雖有確診病例發生，但尚未到達社區傳播的階段；「流行期」是指社區正處於流行蔓延散播的階段；「癱瘓期」是指疫情擴大到影響社區正常運作，而必須全面停班、停課，甚至完全封城的階段。

　　針對疫病流行的自然史，可以採行三段五級的防疫方法。

第一段預防的目的，在於阻絕病例於境外，防範流行於未然，其工作包括第一級的「促進防疫體系健全」及第二級的「增進特殊疫病防疫能力」。「促進防疫體系健全」的措施，包括強化境外疫情監測、嚴格邊境檢疫管制、增進防疫團隊能力、健全醫院感染管控、加強傳染病醫療體系、普及全民防疫教育、維持個人衛生習慣、改善環境衛生與傳染窩清潔消毒等等措施。這階段的措施，有助於減少各種傳染病流行的發生。

　　「增進特殊疫病防疫能力」的措施，是針對特定傳染病的流行所採行的防疫工作，包括超前部署口罩等防疫物資，整備分子篩檢、診斷工具，設置入境檢疫與電子圍籬系統，健全確診病例隔離治療系統，建立密切接觸者疫調、匡列、隔離準則，推廣普及預防接種等。

　　針對「流行前期（次流行期）」的第二段預防，目的在於發現與隔離境內的確診病例與密切接觸者，阻止他們將病原體傳染給親友、同事、同學，以避免發生社區傳播。它的主要工作是第三級的「早期發現、適切控制」，這有賴於預警系統的完備、病例報告制度的強化、醫療院所的警覺、疫調匡列與隔離監控的落實等。

　　針對「流行期」的第三段預防，目的在於阻斷社區散播的傳染鏈，大幅減少確診病例數，避免進入「癱瘓期」。它的主要工作是第四級的「限制社會癱瘓」與第五級的「恢復社會常態」。限制社會癱瘓的措施，包括確診病例的迅速隔離治療、

擴大匡列隔離密切接觸者、精準篩檢社區感染個案、限制大規模群聚活動、實聯制進出公共場所、疑似傳染窩的清潔消毒、限制餐廳內用等。恢復常態的措施，包括社區病例的完全治癒、社區正常運作的重建復原、繼續維持疫情監測。

　　COVID-19 大流行的防疫可以分成三大階段，以疫苗在 2020 年 12 月成功上市、2021 年 12 月 Omicron 變異株蔓延全球做為分界點。在第一階段，只能仰賴中斷病毒傳染的非醫藥介入措施（Non-Pharmaceutical Interventions, NPI）來防疫，包括疫區入境者居家檢疫、確診病例隔離治療、密切接觸者居家隔離、和全民落實衛生防疫措施。疫苗上市後的第二階段，除了 NPI 而外，可以透過全民接種疫苗，來提升族群免疫力，減少易感染人數。Omicron 變異株蔓延後的第三階段，由於病毒株的傳染力很強，無症狀感染者比例很高，而且疫苗、快篩和抗病毒藥物均已上市，「清零」（zero COVID）政策必須轉變為「與病毒共存」（live with the virus）政策，除了繼續提升疫苗涵蓋率和加強 NPI 措施而外，還要在社區普及快篩服務與抗病毒藥物治療，並加強醫療院所對中、重症病例的醫治。

　　從 2019 年 12 月中國武漢爆發 COVID-19 疫情，一直到 2020 年 1 月 21 日臺灣有第一位確診病例從武漢入境，臺灣是處在「易流行期」，政府與民間合力展開第一段的兩級防疫措施，並且以「審慎以對、迅速應變、超前部署、透明公開、全

民團結」的特色，建立臺灣防疫成功模式。

　　從 2020 年 1 月 22 日到 2021 年 5 月初，臺灣是處在「流行前期（次流行期）」，陸陸續續有確診病例自國外入境，甚至傳染給國內的密切接觸者，但是確診病例數有限，確診病例和密切接觸者，都被有效發現與隔離，並未造成社區傳播，全民也保持良好衛生習慣（勤洗手、戴口罩、保持社交距離、避免群聚活動），我國維持相當長時期的零確診。不僅是 COVID-19 死亡率、發生率和超額全死因死亡率最低的國家之一，更維持 2020 年的 GDP 超過 3％的正成長，世界各國無不驚豔。

　　直到 2021 年 5 月，爆發 Alpha 變異株引起的萬華老人茶室流行事件，臺灣才進入了社區傳播的「流行期」。社區傳播的特性包括：確診病例無法找到感染來源、本土感染人數遠超過境外移入人數、出現連續性的傳播鏈、有廣泛的群聚感染事件。當時臺灣的第一劑疫苗接種覆蓋率尚未達 1.5％，幸賴全民遵守中央流行疫情指揮中心的三級警戒防疫政策，藉著 NPI 有效遏制疫情的蔓延擴散，雖有將近兩個月的學校停課、工作場所分流上班，並未進入全面停班、停課、封城的「社會癱瘓期」，這是良善治理與良好公民素質的良性循環所致。

　　在 Alpha 變異株的期間（5 月 1 日至 9 月 30 日），臺灣有一萬五千多名確診病例和八百多名確診死亡，其中絕大多數都是本土感染者。而在 2021 年 5 月 1 日以前，臺灣共有 1128

名確診病例和 13 名確診死亡，其中絕大多數都是境外移入者。幸好我國原本大幅落後歐美國家 4 ～ 6 月的疫苗接種覆蓋率，從 2021 年六月以後即快速上升，至 2022 年 1 月已趕上歐美國家。截至 2021 年底，臺灣與 OECD 國家、新加坡比較起來，有最低的每百萬人口累積確診病例數，以及第二低的每百萬人口累積確診死亡數（僅次於紐西蘭）。

在 Omicron 廣為蔓延的 2022 年，**防疫的觀察重點不再是確診病例數，而是重症和死亡人數；防疫的目標不再是零感染，而是將重症與死亡數降至最低**。只要疫苗覆蓋率繼續大幅提升、快篩試劑充足而且普及社區基層、快篩陽性而必須接受抗病毒藥物治療者都能在黃金時間內治療，重症數及死亡數即可大量減少。直到 2022 年 5 月 15 日，臺灣的每百萬人口累積確診病例數及死亡數，都比 OECD 國家和新加坡低，疾病致死率為 0.03％。

2.

—

琳瑯滿目的
因果模型

　　為了說明關聯事件之間的因果關係，學者們建立了各種因果模式，以描述各原因之間的交互作用對結果的影響。在說明疾病與病因的因果關係上，最常被使用的因果模式，包括**因果三角、因果網、因果輪、因果派、因果螺旋**。

因果三角：宿主與病原在環境中的互動

　　因果三角融合了古典的瘴癘說、細菌說、體液說（可溯源自希波克拉底，強調人有不同的體質，有些體質會發病，有些體質不發病）等各種觀點而形成，主要強調宿主與病原在環境中的互動，造成了疾病的發生。人類疾病的病原，可以分為物理病原、化學病原、生物病原、社會行為病原。

　　物理性病原包括離子輻射線、非離子輻射線、噪音、震動、氣壓、濕度、溫度、地震、海嘯、土石流、颱風、暴風

雪、沙塵暴等，都會引起人類的疾病、傷害或死亡。化學性病原包括了菸、酒、檳榔、天然毒物、有毒金屬、有機溶劑、農藥、空氣汙染物、多環芳香烴、有機氯化物等，會引起各種癌症、心臟血管疾病和其他慢性疾病。

生物病原包括了病毒、細菌、真菌、立克次體、寄生蟲、節肢動物、有毒動植物、過敏原等，會引起各種傳染病、過敏症或中毒症。社會行為病原包括了物質濫用、欠缺運動習慣、職場保護不足、生活工作壓力、不當休閒活動、人際關係不佳等，都會引起身心疾病、事故傷害和精神障礙。

和疾病有關的宿主因素，包括了年齡、性別、種族、遺傳基因、營養狀態、免疫能力、婚姻狀況、教育程度、職業、經濟狀況、生活飲食、衛生習慣、性格特質、社會活動、運動休閒等。和疾病有關的環境因素，包括了居家環境、職場環境、學校環境、飲水供應系統、廢水及垃圾處理系統、交通運輸系統、環境汙染、氣候變遷、健康照護體系、社會福利體系、犯罪偵防體系等。

因果三角模式除了可以應用於說明個人層次的疾病與病因的因果相關，也可以用來闡釋社區層次的流行是如何蔓延。

傳染病流行的因果三角

傳染病因果三角模式的三個頂點，分別是宿主、病原、環

境，彼此互動、相輔相成，如圖 7-3 所示。位於因果三角中間的是傳染途徑，包括了直接接觸傳染、飛沫傳染、空氣傳染、媒介（水／食物）傳染、蟲媒傳染等。透過病例隔離治療、邊境檢疫管控、疫調隔離密切接觸者、環境清潔消毒、維持衛生習慣、保持社交距離等，都可以中斷傳染途徑，控制疫情的擴散。

圖 7-3：傳染病的因果三角模式：
病原與宿主在環境的互動

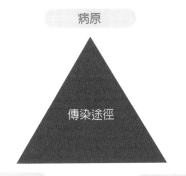

生物特性、物理特性、化學特性、基因突變與重組能力、適應力、存活力、繁殖力、抗藥性、免疫逃逸力、傳染力、毒力、致死力、生活史、中間宿主

病原

傳染途徑

宿主（人）　　　　　　環境（傳染窩）

年齡、性別、種族、職業、遺傳基因、免疫能力、營養狀況、性格特質、婚姻狀況、社會經濟地位、生活飲食、社會活動、衛生習慣、運動休閒　　　空氣、飲水、土壤、病媒動物、居家、職場、學校、醫護環境、廢水與廢棄物處理系統、飲水供應系統、病媒管制體系、社會安全體系、健康照護體系

當傳染病原體的特性改變，會使得它的傳染力、毒力、免疫逃逸力改變，造成疾病的蔓延。像流行性感冒病毒的基因重組，產生 2009 年的新型 H1N1 流感病毒，造成全球大流行；COVID-19 病毒的基因突變，產生傳染力更強的 Delta 與 Omicron 變異株，使得各國疫情再次擴大；B 型肝炎病毒基因突變產生的抗藥性變異株，使得抗病毒藥物治療的成效降低或消失，致使帶原者的肝病繼續惡化。

當環境的特性改變時，會影響傳染病原體的散播，導致流行疫情的上升或下降。如果被病原體汙染的衣物、環境都能完全清潔消毒，醫院廢棄物都能妥適處理，公共運輸工具都能經常消毒等，就能有效加以控制 COPVID-19 的疫情。

當宿主的特性改變時，更會影響傳染病原的傳染效率。如果全民遵守防疫規定，勤洗手、戴口罩、保持社交距離、避免群聚活動、踴躍完成疫苗接種，就可以降低自己和他人受到感染的機會，COVID-19 的傳染途徑就可以被有效中斷。當「我為人人、人人為我」的公衛素養充分展現時，疫情就會消退。

傳染病原體在環境中傳播於眾多宿主的時候，有兩個指標相當重要。第一個指標是複製數（reproduction number R_0，R_0 為 3 表示一個人可以有效傳染給 3 個人）；第二個指標是族群免疫力（I_0，population immunity），它是自然感染率與疫苗接種率的綜合指標。

根據約翰・霍普金斯大學兩位學者提出的 Reed-Frost 模

式，我們可以推算人傳人的傳染病流行狀況。

如圖 7-4 所示，在一個 200 人（$S_0 = 200$）的團體，當 R_0 為 4 時，流行曲線很快達到高峰，傳播到第 7 波（$G = 7$）流行就結束，只剩 3 人（$S_m = 3$）未被感染；如果 R_0 降到 3，流

圖 7-4：不同複製數（R_0）的傳染病流行曲線
（S_0 最初易感受宿主數，S_m 最後感受宿主數，G 傳染代隔）

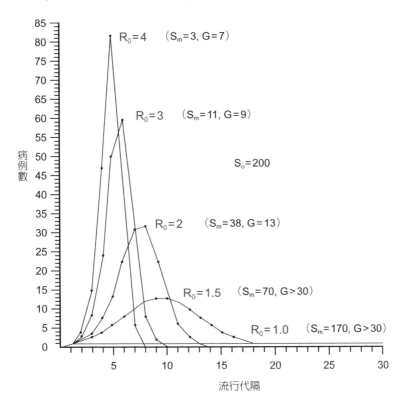

出處：聯經出版社 陳建仁著《流行病學：原理與方法》第 128 頁 圖 5-8

行曲線較慢達到高峰，傳到第 9 波流行結束，只剩 11 人未被感染；如果 R_0 降到 2，流行曲線更慢達到高峰，傳到 13 波流行才結束，只剩 38 人未被感染；如果 R_0 降到 1.5，流行傳到 30 波還未結束，到第 30 波，有 70 人未被感染；如果 R_0 降到 1，每一波只傳給一個人，到第 30 波為止，還有 170 人未被感染，傳染會一直持續，成為地方性疾病。

　　如圖 7-5 所示，在一個 250 人的團體，在 R_0 為 2 時，當 $I_0 = 10\%$ 的時候，共有 225 名（$S_0 = 225$）易感受宿主，流行曲線很快達到高峰，傳到第 12 波流行就結束，剩下 33 人未被感染；如果使 I_0 提高到 20%（$S_0 = 200$），流行曲線較慢達到高峰，傳到第 13 波流行就結束，剩下 38 人未被感染；如果 I_0 提高到 30%（$S_0 = 175$），流行曲線更慢達到高峰，傳到 16 波流行結束，剩下 48 人未被感染；如果 I_0 提高到 40%（$S_0 = 150$），流行曲線傳到 28 波流行才結束，剩下 48 人未被感染；如果 I_0 提高到 50%（$S_0 = 125$），每一波只傳給一個人，到第 30 波為止，還有 95 人未被感染。

　　以由上述兩張圖可以知道，我們如果能夠做好個人防護，從一人傳四人、降到一人傳三人、再往下降到一人傳兩人、一人傳一人時，那麼就能讓感染人數大幅減少；如果疫苗覆蓋率能夠不斷從 10% 提升至 50% 時，雙管齊下就能讓傳染病在更短的時間內得到一定的控制。

圖 7-5：不同疫苗接種覆蓋率的傳染病流行曲線
（S_0 最初易感受宿主數，S_m 最後感受宿主數，G 傳染代隔）

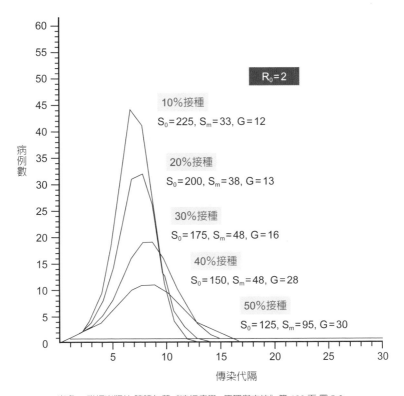

病例數

傳染代隔

R₀=2

10%接種
$S_0=225$, $S_m=33$, G=12

20%接種
$S_0=200$, $S_m=38$, G=13

30%接種
$S_0=175$, $S_m=48$, G=16

40%接種
$S_0=150$, $S_m=48$, G=28

50%接種
$S_0=125$, $S_m=95$, G=30

出處：聯經出版社 陳建仁著《流行病學：原理與方法》第 128 頁 圖 5-8

慢性砷中毒的因果三角

因果三角模式也可以用於特定環境因子誘發疾病的描述，

如圖 7-6 所示，慢性砷中毒引起多重健康危害的因果三角模式，強調宿主在環境中如何暴露於砷，以及那些特性會影響致病的風險。在模式中的病原是砷，它的化學特性和生體可用率，例如是有機砷或無機砷，以及人體吸收與分布狀況，都和致病風險有關。

圖 7-6：慢性砷中毒的因果三角模式：
宿主長期砷暴露的健康效應

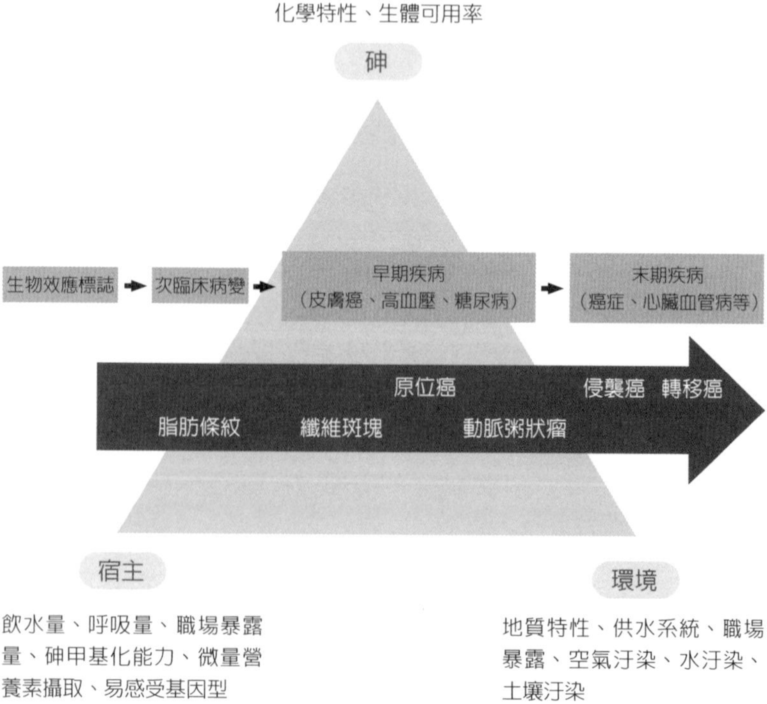

化學特性、生體可用率

砷

生物效應標誌 ➜ 次臨床病變 ➜ 早期疾病（皮膚癌、高血壓、糖尿病）➜ 末期疾病（癌症、心臟血管病等）

原位癌　　　　　　　侵襲癌　轉移癌
脂肪條紋　　　纖維斑塊　　　動脈粥狀瘤

宿主
飲水量、呼吸量、職場暴露量、砷甲基化能力、微量營養素攝取、易感受基因型

環境
地質特性、供水系統、職場暴露、空氣汙染、水汙染、土壤汙染

　　砷是一種廣泛存在於地殼中的元素，砷自然存在於土壤和礦物質中，可能經風吹進入空氣、水和土壤，也可能由逕流和淋溶進入水中。砷的暴露來源包括了井水或溫泉，煉銅廠、玻璃廠與燃煤發電廠排放的廢氣，漆器染料廠與採礦場的排水，木材與動物標本保存劑，含砷農藥和殺蟲劑等。

　　砷會從空氣、水或土壤中，經由消化道或呼吸道，進入宿主體內。宿主的飲水量、呼吸量、職場暴露量、砷甲基化解毒能力、葉酸等微量營養素的攝取、易感受基因型等，決定了發病風險的高低。

　　砷進入人體後，會開始出現一些生物效應標誌，包括皮膚色素沉著症、掌蹠角化症等；接著產生次臨床病變，像是波文氏症、原位癌、血管的脂肪條紋和纖維斑塊等；然後發生早期疾病，像皮膚癌、高血壓、糖尿病、動脈粥狀瘤；最後會導致內臟癌、心臟血管疾病等末期疾病。

　　從因果三角模式來看，要避免或減少砷引起的健康危害，從環境因素著手，減少環境與職業汙染、改善飲用水供應系統，就可以降低個人暴露量，有效預防慢性砷中毒的危害。

　　因果三角模式所強調的病原，是疾病發生的必要因子，像傳染病原體是傳染病發生的必要因子，砷是各種砷病變發生的必要因子。由於宿主是在環境中暴露於必要因子，所以透過環境衛生的改善，即可減少暴露於病原而得病的風險。甚至宿主本身的衛生習慣、免疫力或代謝解毒能力，也可以降低暴露於

病原以及引發致病機轉的機會，從而減少發病的風險。但是因果三角模式未能說明病原、宿主和環境之間的時序性與交互作用。

因果網：錯綜複雜的因果路徑

在追查疾病與病因的因果關係時，常常會發現疾病的發生，是由許多關係鏈構成的因果網所造成。美國哈佛大學流行病學系主任布萊恩‧麥克馬洪（Brian McMahon）曾經提出因果網的概念，來說明黃疸和梅毒治療的因果關聯，如圖 7-7 所示。在早期醫療資源不如現今發達的時代，注射針具常常在消毒之後繼續使用。一位醫師在追溯病人罹患黃疸的原因時，發現他以前曾經得到梅毒，而在一家醫院接受靜脈注射藥物的治療。幫他打針的醫院，或許缺乏院內感染管控的常識，或許是人為疏忽，使得針筒消毒不全，讓前一位病人的血清存留在針筒中。當該名梅毒病人在注射藥物時，也注入了肝炎病毒，而該病人又未曾接種過 B 型肝炎疫苗，對 B 型肝炎沒有免疫力，因此才出現了黃疸的肝炎症狀。

因果網模式，強調疾病的發生不是單一原因所造成，而是由許多錯綜複雜的關係鏈交織而成。沒有任何一個因素，包括肝炎病毒在內，能夠被視為疾病的「唯一原因」（the cause），而只能當作疾病的「一個原因」（a cause）；而且

只要切斷網絡中的任何一個關聯點，就可以避免疾病的發生，並不一定要從直接的病原（肝炎病毒）著手。例如，在黃疸與梅毒治療的因果網模式中，只要將針頭消毒好，或者不共用針頭，就可以避免黃疸情況。

圖 7-7：黃疸與梅毒治療的因果網模式

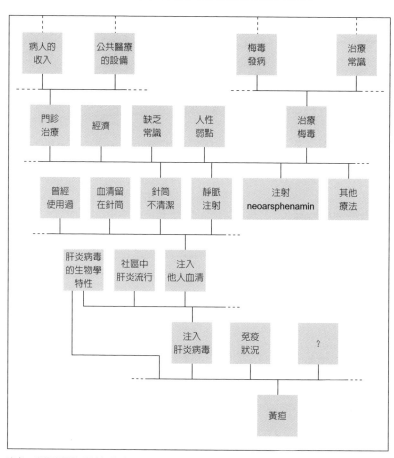

出處：聯經出版社 陳建仁著《流行病學：原理與方法》第 28 頁 圖 2-4

　　因果網模式強調傳染病發生的複雜性，指出病原特性、環境衛生、感染來源、傳染途徑、宿主免疫力、醫療服務等，都會影響到疾病的發生。要有效防治傳染病，**可利用各種方法來進行，甚至於傳染病原體尚未發現以前，也可以減少疾病的發生**。例如 2002 ～ 2003 年的 SARS 大流行，直到 2003 年 4 月份確定病原是 SARS 病毒以前，即可透過病例的臨床特徵和接觸史來定義「可能病例」、在負壓病房隔離治療病例、加強邊境檢疫減少入境病例、強化醫院感染管控減少醫源感染、進行疫調匡列隔離密切接觸者，來減緩疫情的蔓延擴散。

　　因果網模式也可用來說明慢性病的致病因果鏈，由於多數慢性病是屬於多階段的病理變化，在每一致病階段的風險因子並不盡相同，早期病變又有不少是可恢復正常的，加上在致病過程中，還有不少保護因子與風險因子相抗衡，因果網模式適用於慢性病致病過程的描述。如圖 7-8 所示，心肌梗塞的發生可歸因於冠狀動脈阻塞、心肌易感性、側枝循環不全等；冠狀動脈阻塞又可歸因於冠狀動脈粥狀硬化和血栓傾向；冠狀動脈粥狀硬化又可歸因於高血壓、高血脂、血栓傾向和冠狀動脈分布狀況；高血壓、高血脂可歸因於遺傳因子、肥胖和攝取過量飽和脂肪、膽固醇、熱量、鹽等。從複雜的因果網，我們可以從戒菸、運動、飲食控制、減胖、減少情緒壓力，以及控制糖尿病、高血壓、高血脂等，來降低心肌梗塞的發生風險。

圖 7-8：心肌梗塞多重危險因子的因果網模式

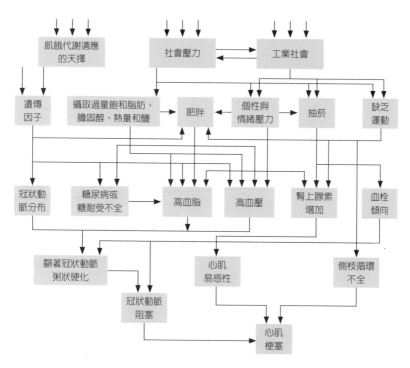

　　因果網模式無法比較各因子間的相對重要性，但是已經可以指明不同因子的出現順序，以及彼此間的交互作用，這是因果三角模式所不能及的。

因果輪：生態平衡與發病風險

　　因果輪模式強調的是宿主在整個生態系中，受到各種環境

因素的影響而發病,如圖 7-9 所示。輪軸代表的是宿主,軸心就是遺傳基因,其餘則是宿主的生活型態、飲食習慣、性格特質、免疫能力等。

　　環繞在宿主四周的輪胎是環境因素,環境因果可以分得更細:生物性環境包括了傳染病原體、傳染窩、傳染媒介等,物理(化學)性環境包括了光、熱、空氣、水、輻射線、化學物質、聲波、氣壓、電磁波等,社會性環境包括了風俗習慣、社會文化、政治經濟等。

圖 7-9:強調生態平衡與疾病的因果輪模式

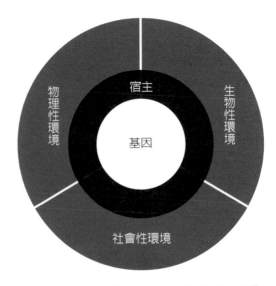

出處:聯經出版社 陳建仁著《流行病學:原理與方法》 第 30 頁 圖 2-5

　　宿主與各種環境在致病的相對重要性上，會因疾病不同，而占有不同比例。以遺傳疾病來說，基因軸心所占的比例較重；如果是傳染性疾病，宿主免疫力和生物性環境所占的比例較大；至於機車事故傷害，則宿主個人行為、物理性環境和社會性環境比較重要。

　　因果輪模式與因果三角模式最大的不同，在於前者並不會特別強調病原，但是兩者都注重宿主與環境的互動；因果輪模式與因果網模式，都重視致病因子的複雜性，但因果網模式較偏重相關網絡的交錯，因果輪模式較偏重宿主與周圍環境不斷互動的生態平衡，因此常被稱為「生態模式」。流行病學關心人群的健康狀況，生態學注重人類與不同物種間的互動。

　　必須靠環境中各物種共同串起生活史的寄生蟲疾病，很適合利用因果輪模式來說明。以血吸蟲的生活史為例，雖然可以應用因果三角模式來簡單說明，血吸蟲、宿主、和環境之間的互動，但是卻很難清楚說明血吸蟲生活史的複雜因果關連性。

血吸蟲病防治的因果輪

　　血吸蟲的幼蟲尾蚴進入到水中，經皮膚侵入到人體，在肝臟成長，再移到小腸的下腸系膜靜脈（如曼森血吸蟲、日本血吸蟲），或者是進到膀胱與輸尿管的靜脈叢（如埃及血吸蟲）寄生，經過有性生殖並在人體內產卵後，透過糞便或尿液排入

水中；幼蟲孵出後會進入螺螄體內，發育成尾蚴後，自螺螄體
進入水中，繼續感染其他人，引起周而復始的循環。

在血吸蟲的生活史中，即使沒有經過人體，也會在螺螄體
內成長。過去埃及是藉著尼羅河一年一次的氾濫來灌溉農田，
泛濫季節一過去，土地就任其乾燥，一旦河水沒了，螺螄存活
率不高，血吸蟲的感染率也不高。隨著大水庫的建立，四季有
不竭的灌溉水源，土地終年可以生產食物，也改善了埃及的經
濟。但是充足的水源提高螺螄的存活繁殖，血吸蟲也就跟著繁
殖起來，人類感染機率也跟著增加；當人得到感染以後，又把
糞便尿液排泄到尼羅河裡，農民又用河水來灌溉農田，造成血
吸蟲大量增加。興建水庫改變了整個生態環境，血吸蟲也成為
埃及尼羅河附近居民健康的重大威脅！

根據因果輪模式，要解決埃及血吸蟲的問題，必須從物理
環境（尼羅河水）、生物環境（螺螄族群）和社會環境（農業
生產、排泄物處理系統、病人醫治體系）三方面去著手。防治
工作必須針對①血吸蟲在人體內有性生殖與產卵的生育因素、
②人類隨地大小便習慣與排泄物處理不當導致蟲卵進入河水的
汙染因素、③尼羅河中螺螄的密度和被尾蚴感染機率的螺螄因
素、④易感染宿主人數及接觸河水頻率的暴露因素等，同時進
行①病人治療、②減少汙染、③減少螺螄、④減少暴露的四項
工作。

經模式分析後，可預測環境衛生改善，尚不足以降低血吸

蟲病，而必須從集體大量治療才能以最小代價獲得最大成果。埃及在 1960 ～ 1970 年間，爲了治療血吸蟲病人，使用了消毒不全的針具注射藥物，導致埃及成爲全球 C 型肝炎盛行率最高的國家，每年新增超過 16.5 萬名新病例，該國 10 ～ 14％人口（約八百萬至一千萬人）感染，患者多集中於境內尼羅河三角洲流域。

很多的人類疾病的產生，是人類們改變了自然與生活環境，以及經濟社會體系才產生的。二次世界大戰之後，像愛滋病、SARS、MERS 和 COVID-19 等新興傳染病，特別是人畜共通傳染病的不斷出現，與人類破壞物理環境（全球暖化、旱災、水災、土石流、水及土壤汙染等）、生物環境（破壞野生動物棲息地、捕捉食用野生動物等）、社會環境（都市化、人口集中、貧富不均、交通頻繁、戰爭與恐怖主義等），都有很密切的關係。

未來我們應該追求「一個地球、一體健康」的理想，積極增進人類健康、動物健康和環境健康，促使全球衛生體系與永續發展更加堅韌。

因果派：因人而異的病因組合

肯尼斯·羅斯曼（Kenneth Rothman）在 1976 年研究因果推論時，思考如何描述因果關係的複雜性，他提出了一種直觀

的因果派模式，以常見的派餅圖來說明健康事件的成因。因果
派模型可以用來解析不同個體的充分病因組合，探索疾病的必
要因子以及因子間的交互作用，如圖 7-10 所示，每個因果派
都代表可以引起特定疾病發生的充分病因組合，它由許多因子
所組成。

圖 7-10：辨明必要因子的因果派模式

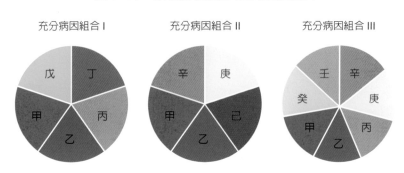

充分病因組合 I　　　　充分病因組合 II　　　　充分病因組合 III

　　每一個個體有健康事件發生，即表示有充分病因組合存
在，一個派餅就是一個充分病因組合，**派餅內的每一小塊扇**
形區域，就是構成充分病因組合的許多因子之一，稱之為構
成因子（component cause）。**如果所有的充分病因組合，都**
共有一個構成因子，這個構成因子即為必要因子（necessary
course）。

　　舉例來說，在個體一，要有甲、乙、丙、丁、戊五個構

成因子組合在一起，才會發病；在個體二，要有甲、乙、己、庚、辛五個構成因子的組合才會發病；在個體三，要有甲、乙、丙、庚、辛、壬、癸七個構成因子才會發病。在這三個體，甲和乙是必要因子，一定要有它才會發病；但是它們卻不是充份因子，因為只有甲、乙還不會發病，一定要再加入其他構成因子在組合當中，才會發病。對於這三個體來說，只要缺少組合中的任何一個構成分子，就不會發病。

　　因果派模式強調不同個體，會有不同的充分病因組合，而且每個組合的構成因子並不相同，因此很可能找不到共同的必要因子。由於研究者無法完全找出每一個體的充分病因組合的所有構成因子，因此每一個體都會有自己特有的「未知構成因子」。隨著生醫知識與技術的不斷發展，研究者可能會從每一個體的未知構成因子當中，發現新的必要因子。**因果派有助於釐清疾病發生的病因組合，並且找出可能的必要因子，但是對於各因子作用的時序關係卻無法闡明。**

　　許多常見的非傳染疾，像癌症、心臟血管疾病、退化性神經病變等，它們的充分病因組合在不同的人群、時間、地區，可能並不相同。舉個例來說，臺灣肺癌的充分病因組合，就可能和歐美肺癌不同。因此要預防臺灣的肺癌，就必須進行本土的研究，才能找出真正的致病因子，進而採行有效的預防措施。

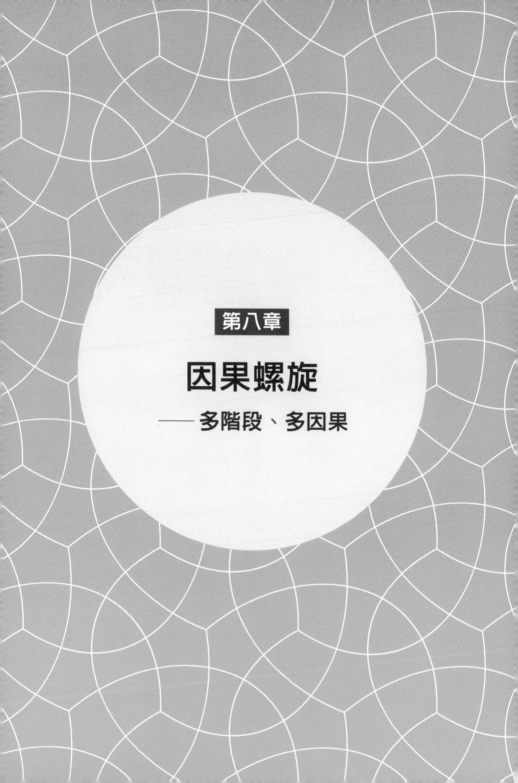

第八章

因果螺旋

——多階段、多因果

因果思辨

試著以「因果螺旋」的概念來完整描述一名
COVID-19 的確診病例，是怎麼對自身、社會、國
家和全世界產生影響？

1.
—

多階段致病機制的
生物標誌

　　1986 年 5 月 31 日下午，臺大醫學院的教師評審委員會，剛剛投完教師升等同意票。我在醫學院的停車場，碰到外科主任洪啓仁教授，他一面恭喜我，一面笑著說：「恭喜你順利升等！我沒有投你一票，35 歲升臺大醫學院教授太年輕了！」

　　我得意地打電話給家父，告訴他這個好消息，他老人家聽完我的敘述，很平淡地說：「嗯！繼續加油！」第二天我收到他給我的一封限時專送信函，上面寫著：「仁兒：今天我特摘錄日文俳句二首，做爲您榮升臺大醫學院教授之賀詞。希記住遵照：一、稻穗越結實，頭部就越下垂。二、藤花開得越垂下，越受人仰首觀賞。爸爸字 75.5.31」家父對我的諄諄教誨，一直受用至今。

　　1988 年夏天，中央研究院生物醫學科學研究所開全國風氣之先，舉辦研究員評鑑，我是該所的合聘研究員，也一起接受評鑑。我自以爲已經得到兩次國科會傑出研究獎，評鑑結果

也會是佼佼者。沒料到評鑑結果出爐，評鑑信函寫得很直接了當：「陳博士是臺灣優異的流行病學家……但是，要成為一位國際知名的學者，仍然有一段漫長的道路要走，他應該立足臺灣、放眼天下！」

我後來申請到美國國家衛生研究院的 Fogarty 國際研究學者獎，1989 年 9 月到哥倫比亞大學公共衛生學院，與 Regina Santella 教授和張毓京醫師，合作肝細胞癌與黃麴毒素的分子行病學研究。當時我一直在思考流行病學研究的過去、現在與未來，以及分子生物標誌如何應用在疾病病因的探討，疾病自然史的闡明以及疾病的防治。

在哥倫比亞大學研究期滿，我於 1990 年夏天返回臺灣，和研究團隊展開了一系列肝癌、鼻咽癌、子宮頸癌、胃癌、肺癌、慢性砷病變的分子流行病學研究，我們收集血液、尿液、口腔黏膜細胞、指甲等生物檢體，進行病毒感染或致癌物暴露的分子劑量測定、易罹病基因型檢驗等，希望能深入了解致癌病毒與無機砷引起的多重健康危害、多階段病理進程與多元驅動因子。

無論是急性傳染病或慢性疾病，都有一定的病理變化過程，從自然史的次臨床期、臨床期至殘障期，都有各式各樣的病理變化標記，以及不同驅動因子來推動致病的進程。如果能夠應用精準的生物標誌來進行研究，就可以釐清複雜的致病機制，找到可以早期發現的次臨床變化、有效預測疾病發生的風

險、預防末期疾病的發生。

烏腳病盛行率與井水的關聯

如圖 8-1 所示，一個人暴露於環境有害物質時，研究者可以測量他的暴露劑量，其中有相當比例會被吸收進入人體內，研究者可以測量在血液或尿液中的體內劑量；這些有害物質常常需要經過代謝活化才會產生作用，研究者可以測定活化的有害物質的生物有效劑量。活化的有害物質會造成早期的生物效應，促使組織、器官的結構或功能改變，進而產生臨床前（次臨床）病變，再繼續推進到發生臨床疾病。這一系列的多階段病理變化，會因為個體易感受性的不同，而有不同的進程。個體易感受性，包括異物代謝酶、DNA 修補酶、細胞週期控制等基因型，以及營養攝取、發炎狀況和氧化壓力等後天易感受性。這些病理變化和個體易感受性，也都可以檢驗相關的生物標誌來加以測量。

圖 8-1：分子流行病學研究的生物標誌

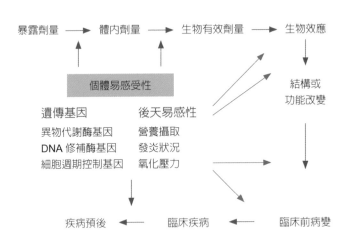

將分子標誌應用在在流行病學研究，可以深入了解疾病自然史的每一個階段的病理變化，以及推動或阻滯致病進程的驅動因子。

1980 年代，我的研究團隊剛開始進行烏腳病和慢性砷中毒的研究，輔仁大學醫學院的游山林教授和美國匹茲堡大學畢業的莊雅倩博士，當時都是我的研究助理，我們一起到臺灣省衛生處，申請臺灣西南沿海的北門、學甲、布袋、義竹四個烏腳病盛行鄉鎮的各村里死亡診斷書影本，再到這四個鄉鎮區的戶政事務所，抄錄各村里歷年的年齡別、性別人口數，然後撰寫程式，利用王安電腦計算各死因的年齡性別標準化死亡率。

我們發現飲用含砷井水的鄉鎮，有顯著高於全臺灣的皮膚

癌、肺癌、膀胱癌、腎癌、肝癌、前列腺癌、缺血性心臟病、周圍血管疾病的死亡風險。**只用深井水的村里的各疾病死亡風險，高於併用深井水和淺井水的村里，更高於只用淺井水的村里；各村里的各疾病死亡風險，也與烏腳病盛行率顯著相關，烏腳病盛行率越高的村里，死亡風險也越高。**

我們接著與臺大醫學院病理學科的郭宗禮教授合作，取得各村里每一口深井或淺井的井水含砷量，再由吳美滿博士分析各村里的井水砷濃度，與癌症、心臟血管疾病死亡率的相關性。結果發現**井水砷濃度越高的村里，癌症與心臟血管疾病的死亡率也越高**，呈現明顯的劑量效應關係。世界衛生組織與美國環保署利用我們的數據，推算出可行的飲用水含砷最高恕限量。

慢性砷中毒的生物標誌

我們的研究團隊自 1985 年起，開始在西南沿海地區展開長期追蹤研究，長庚大學副校長許光宏教授、臺北醫學大學副校長邱弘毅教授、臺北醫學大學公共衛生學系主任薛玉梅教授、臺大內科曾慶孝教授，王志皓醫師、許玲宜博士、楊哲彥博士，當時都是我的碩、博士班學生，他們先後加入慢性砷中毒的研究團隊，分別完成很多重要的研究，讓我有「青出於藍而勝於藍」的喜悅！

我們首先在西南沿海的飲水砷暴露地區進行三次收案，

1985 年，收案對象是北門、學甲、布袋、義竹四個鄉鎮的烏
腳病患者，和年齡、性別匹配之社區對照；1988 年，在布袋
鎮的好美、復興、新民三個里進行社區居民收案，並於 1989
至 2009 年進行健康檢查追蹤；1989 年，收案對象是四個鄉鎮
患有波文氏症或非黑色素瘤皮膚癌的病人，以及年齡、性別、
居住地匹配的社區對照，西南砷暴露地區的受試者計有 2963
人。我們在 1991 到 1994 年間，於東北沿海的飲水砷暴露地
區——冬山、五結、壯圍、礁溪四鄉鎮收案，共有 8102 人社
區居民參與研究，並於 1992 至 2009 年進行健康檢查追蹤。兩
個地區的受試者總計有 11,065 人。臺灣西南與東北的兩個砷
暴露地區，如圖 8-2 所示。

圖 8-2：臺灣東北與西南沿海的砷暴露地區

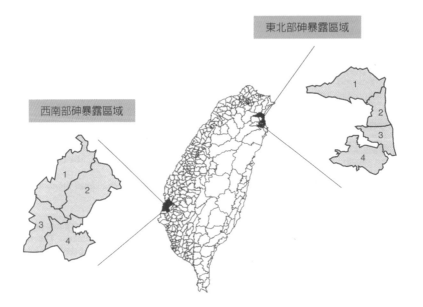

　　當無機砷經食入或吸入後，會在人體內進行一系列的甲基化代謝過程：進入人體的五價無機砷，會先還原成三價無機砷；再經過甲基化變成單甲基砷酸（MMA）；MMA又再甲基化變成雙甲基砷酸（DMA）。在這些無機砷的代謝產物當中，以MMA的毒性最強。

　　邱弘毅教授在1997年進行了砷甲基化能力的研究，採集了115名臺灣東北沿海砷暴露地區居民的尿液，分析無機砷代謝物濃度。結果發現無機砷、MMA和DMA分別占尿液砷代謝物總量的12％、27％和61％，男女性有相似的砷甲基化能力。屬於第二階段新陳代謝酵素的麩胺酸硫轉移酶（GST）M1和T1的基因多態性，與人體的砷甲基化能力有密切相關。具有GSTM1無效基因型的人，尿液無機砷百分比會增加；具有GSTT1無效基因型的人，尿液DMA百分比會增加。換句話說，砷甲基化能力以及GSTM1和GSTT1基因型，都會影響尿液中無機砷、MMA、DMA的相對占比。

　　薛玉梅教授於1997年在臺大公共衛生研究所攻讀博士學位時，發表了一系列砷與皮膚癌的重要研究成果。舉例來說，MMA占尿液砷代謝物總量的百分比（MMA％）高的人，發生皮膚癌的風險會增加。MMA％大於26.7％者，罹患皮膚癌的風險是26.7％以下者的3倍。累積砷暴露量為20 ppm-年以上，而MMA％大於26.7％者，罹患皮膚癌的風險是累積砷暴露量小於20 ppm-年，而MMA％為26.7％以下者的21倍。

累積砷暴露量高、MMA％高，罹患皮膚癌的風險會大幅增加。

　　許光宏教授在美國加州大學洛杉磯分校攻讀博士學位時，也曾與他的指導教授 John R. Froines 的團隊，在 2000 年研究砷甲基化能力與皮膚癌的相關性。MMA％大於 15.5％的人，罹患砷引起的皮膚癌的風險，是 MMA％在 15.5％以下者的 5.5 倍。

　　臺大醫學院泌尿科主任蒲永孝薛教授，在 2007 年發表了砷甲基化能力與泌尿上皮癌的研究結果，MMA％越高的人，罹患泌尿上皮癌的風險也越高。高雄醫學大學口腔衛生學系的黃詠愷副教授，在北醫薛玉梅教授的研究室進行博士論文研究時，分析臺灣西南沿海高砷暴露區居民的砷甲基化能力與泌尿上皮癌、高血壓的相關性，**結果發現累積砷暴露量越高、尿液MMA％越高，罹患泌尿上皮癌、高血壓的風險也越高**。她也發現血漿葉酸濃度和砷甲基化指標呈現顯著的劑量效應關係。北醫公共衛生學科的黃雅莉副教授，在薛玉梅教授研究室進行碩士論文研究時發現，西南沿海高砷暴露區的頸動脈硬化病人的 MMA％高於社區健康對照。

　　砷暴露會引起各式各樣的健康危害，**但是並非砷暴露者都會發生這些疾病，個人的砷甲基化能力不同，發病的風險也不同，環境致病因子的暴露固然重要，個體易罹病特性也很重要**。具有較高的易罹病性的人，更需要避免或減少環境致病因子的暴露。

我們的研究發現一系列砷中毒的暴露劑量、健康效應、個體易感受性的生物標誌，整理如表 8-1 所示。舉例來說，我們發現人體尿液中的單甲基砷酸 MMA，是毒性最強的無機砷代謝產物，它所占的百分比越高的，引起皮膚癌、膀胱癌的風險也越高。尿液中的單甲基砷酸，可以視為砷的生物有效劑量。尿液中的單甲基砷酸占所有砷代謝產物的百分比，也可視為個體的砷甲基化代謝能力的指標。

尿液或血液中測到的砷含量，只能反映短期（數天）砷暴露的內在劑量；毛髮與指甲的含砷量，可以反映長期（數週）砷暴露的內在劑量；至於皮膚色素沉著症與掌蹠角化症，既是健康效應指標，也可以反映很長期（數年）的砷暴露內在劑量。我們的研究發現，**皮膚色素沉著症與掌蹠角化症的患者，罹患肺癌的風險，分別是沒有這兩項症狀者的 10 倍和 14 倍。**

我們也發現砷暴露會增加淋巴球的染色分體交換、微核和染色體異常，也會增加血液的活性氧化能力、發炎分子的基因表現、轉化生長因子的血漿濃度，這些標誌都是砷中毒的早期生物效應。

我們也發現心電圖 QT 波延長與分散、頸動脈硬化指標、都普勒超音波檢測之周圍血管異常等，組織或器官結構或機能的改變，都與砷暴露量呈現劑量效應關係，這些都是心臟血管疾病的次臨床標誌。有這些異常的人，在長期追蹤之後，發生嚴重臨床症狀或死亡的風險也明顯增加。

　　許多後天易感受性標誌，像體塊指數、血清胡蘿蔔素濃度、血清葉酸濃度；或是遺傳易感受性標誌，像砷代謝酵素、異物代謝酵素、DNA 修補酵素、氧化壓力相關酵素、發炎相關之基因型，都會修飾或改變砷中毒引起各種疾病的風險。這些標誌，可以解釋同樣暴露到砷的眾多居民，為何有人會發病，有人不會發病。

表 8-1：慢性砷中毒的各種生物標誌

類別	組別	生物標誌
暴露劑量	短期內劑量	尿液、血液、指甲、毛髮之砷含量
	長期內在劑量	皮膚色素沉著症、掌蹠角化症
	生物有效劑量	尿液單甲基砷酸濃度
健康效應	早期生物效應	血液之活性氧化與抗氧化能力、淋巴球發炎分子基因表現、轉化生長因子 TGF-α 血漿濃度、淋巴球的姊妹染色分體交換與染色體異常、淋巴球或泌尿上皮細胞的微核
	結構功能改變	心電圖 QT 波延長與分散、頸動脈硬化指標、都普勒超音波檢測之周圍血管異常、染色體漏失或增加（比較基因組雜交實驗）、雜合性缺失、P53 基因突變
易感受性	後天易感受性	體塊指數、血清胡蘿蔔素濃度、血清葉酸濃度
	遺傳易感受性	砷代謝酵素、異物代謝酵素、DNA 修補酵素、氧化壓力相關酵素、發炎基因

　　砷透過飲用水對人體所造成的健康危害，是全世界重要

的環境健康議題。全世界至少有一億人的健康受到飲用水砷暴露的威脅，遍及印度、孟加拉、蒙古、東南亞、東歐、北美與南美洲等地區。我們的研究團隊，在三十年來先後發現**長期砷暴露會引發周圍血管疾病、心臟血管疾病、腦血管疾病、糖尿病、高血壓、慢性腎臟病、眼翳、白內障、勃起不全、非病毒性肝炎、黴菌感染等慢性病，以及皮膚癌、膀胱癌、腎臟癌、肝癌、肺癌、前列腺癌等多種癌症。**全世界其他研究團隊，也陸續報導和臺灣相同的研究發現。

　　鑒於砷會誘發多種人類癌症，國際癌症研究組織（International Agency of Research on Cancer，IARC）根據臺灣和其他國家的研究成果，已經將砷列為第一類人類致癌物（Group I）。世界衛生組織和美國環保署也引用臺灣的飲水砷濃度與內臟癌死亡率的劑量效應關係，訂定了飲用水砷含量的新標準，從原有的 50 ppb 降低為 10 ppb 以保護全球人類的健康。烏腳病是臺灣環境衛生的災難，透過深入的研究和飲水的改善，慢性砷中毒對臺灣居民的健康危害，已經得到完全的控制。更重要的是，臺灣的研究引起世界各國對飲水砷中毒的廣泛重視，紛紛採取防範措施來管控這項全球最大環境健康災害的衝擊。烏雲總是鑲金邊，透過臺灣的研究，希望各國飲水深中毒的烏雲早日消散。

　　我們在砷暴露地區的長期追蹤研究也闡明砷的多重健康危害的發生，有不同的誘導期，有些早發生、有些晚發生，大致

的平均發生年齡由年輕到老年，依序是皮膚色素沉著症、掌蹠角化症、波文氏症、皮膚癌、糖尿病、高血壓、頸動脈粥狀硬化，心電圖異常、非病毒性肝炎、周圍血管疾病（烏腳病）、心臟血管疾病、腦血管疾病、膀胱癌、肺癌、肝癌、白內障。換句話說，**砷暴露以後所罹患疾病的種類和人數，隨著暴露時間的延長，就像螺旋一樣，不斷增多擴大。**這種與時俱進的多重病理變化，意涵著致病因果模式，必須將時間因素納入考量，成為一個時間相依（time-dependent）的因果模式。

2.

——

因果螺旋：
多病因推動多階段進程

　　我在 1992 年教育部出版的「高中高職環境教育課外讀物叢書 11」的《環境與健康》小冊當中，提出了因果螺旋模式的概念，如圖 8-3 所示：

圖 8-3：與時推移的因果螺旋模式

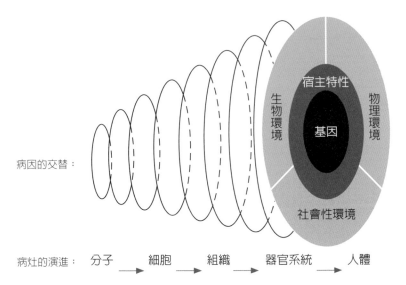

病因的交替：

宿主特性

生物環境　物理環境

基因

社會性環境

病灶的演進：　分子　→　細胞　→　組織　→　器官系統　→　人體

出處：教育部 陳建仁著《環境與健康》第 10 頁 圖 6

　　大多數的疾病都需要經過多階段誘導，逐漸由分子、細胞、組織、器官系統、到人體，不斷擴大病理變化牽涉的範圍。在這其間，都會受到宿主的基因與特性，和各種環境因素的共同作用，觸發、促進、抑制或推進整個致病機制。隨著病灶的與時俱增，生理機能失全的狀況也越嚴重、越惡化。更貼切的致病因果模式應該如圖 8-3 所描述，**病灶逐漸擴大的同時，新的宿主與環境因子的交互作用，又繼續驅動下一階段的病理變化。**

　　如圖 8-4 所示，過去傳統的流行病學研究，在評估環境因素的健康危害時，常常測量整個地區大環境的汙染程度，做為暴露狀況的指標；再分析該地區居民的疾病發生率或死亡率，做為健康危害的指標；然後比較汙染程度較高的地區，是否疾病率也較高。此類生態相關研究容易產生生態謬誤，也就是**在地區層次觀察到的相關性，可能只是假相關，在個人層次並不存在。**

　　現在的環境病因探討，是測量個人生活周遭的環境汙染狀況，或是個人從呼吸、飲食、皮膚接觸而進入體內的環境暴露內在劑量，做為個人暴露的指標，然後追蹤個人發生疾病的狀況，以分析個人層次的環境因素暴露和疾病的相關。但是利用血液、尿液、毛髮或脫落細胞等生物檢體，來測定環境中的生物、物理或化學因子的暴露狀況，並不能精確反映環境因子作用於目標分子的劑量。而且利用疾病的發生狀況做為健康指

標，往往會因症狀不明而有假陽性或假陰性的錯誤診斷發生，以致於低估健康危害的程度，同時又必須追蹤多年，才可觀察到足夠的臨床病例數，失去了早期發現的時效。

近年來的生物科技發展，已經利用分子或細胞生物學的方法，來測量環境暴露的生物有效劑量、偵知疾病早期病變、辨明宿主的易感受性特質。藉此努力，將可以闡明環境與遺傳的互動，如何導致疾病發生的詳細過程。

圖 8-4：病因探索的過去、現在與未來研究

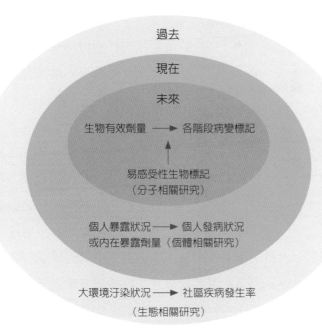

出處：教育部 陳建仁著《環境與健康》第 11 頁 圖 7

B 型肝炎自然史的生物標誌

美國加州大學洛杉磯分校的唐廷讚（Myron J. Tong）教授，在 1960 年代末期服兵役時，曾到美國海軍第二醫學研究所從事 B 型肝炎的研究。他與臺北榮總羅光瑞教授合作，進行肝細胞癌的病例對照研究。他們召募了 55 名臺北榮總的肝細胞癌病例，以及 943 名左營海軍基地官兵對照個案，抽血檢驗 B 型肝炎表面抗原（HBsAg）結果發現 44 名（80％）肝細胞癌病例與 141 名（15％）對照個案是 B 型肝炎表面抗原陽性，依此推算 B 型肝炎表面抗原陽性者，發生肝細胞癌的風險對比值，是陰性者的 23 倍。但是這些肝細肝癌病例是在確診後才採血檢驗，發病前的 HBsAg 陽性率是更高或更低，並無法得知。

畢思理教授在 1972 年來到美國海軍第二醫學研究所，他有三項 B 型肝炎的研究影響深遠。首先，他發現臺灣 B 型肝炎的感染途徑，主要是透過**母子垂直感染**，B 型肝炎表面抗原陽性的產婦所生的嬰兒，三分之一會成為 B 型肝炎帶原者；B 型肝炎 e 抗原陽性的產婦所生的嬰兒，更高達九成會成為帶原者。其次，他展開新生兒 B 型肝炎疫苗接種臨床試驗，以 B 型肝炎 e 抗原陽性產婦所生的新生兒為受試者，結果發現對照組週歲時的 B 型肝炎表面抗原帶原率高達 90％，試驗組的帶原率僅 6％，疫苗的的保護力超過 90％。臺灣從 1984 年 7 月

起，展開全國 B 型肝炎預防接種計畫，領先世界各國。

　　畢思理教授的第三個重要研究就是在臺北公保聯合門診（GECC）進行的 B 型肝炎與肝細胞癌的世代追蹤研究。他總共召募了 22707 名男姓公務員加入研究世代，採集血液檢體進行 B 型肝炎表面抗原的放射免疫分析，其中有 3454 名 B 型肝炎表面抗原陽性帶原者，19253 名非帶原者。經過平均 3.3 年的追蹤，帶原者有 40 名、非帶原者只有 1 名發生原發性肝細胞癌；每十萬人年發生率，帶原者是 1158、非帶原者是 5，相對風險高達 223 倍。105 名死亡的帶原者，54.3％死於肝細胞癌和肝硬化；202 名死亡的非帶原者，只有 1.5％死於肝細胞癌和肝硬化。這項世代追蹤研究指出，**B 型肝炎帶原者有顯著偏高的肝細胞癌發生率**，這是第一篇病毒會引起人類癌症的大規模長期追蹤研究的論文。很可惜畢思理博士後來離開臺灣，回美國擔任德州大學公共衛生學院院長，無法進一步闡明慢性 B 型肝炎引發肝細胞癌的多階段致癌機制。

　　1985 年，現任高雄長庚醫院的盧勝男副院長，剛剛進入臺大公共衛生研究所碩士班，他和我討論要進行肝細胞癌的病例對照研究，做為他的碩士論文題目。我們很幸運地獲得林口長庚醫院廖運範院士以及高雄醫學大學張文宇教授的首肯，可以在兩家醫學中心收案。廖院士是我國 B 型肝炎的頂尖泰斗，深受國際肝臟學界的讚譽，張教授是高醫肝膽腸胃科的主任，不只譽滿杏林，也是國際知名。

　　我們除了召募兩家醫學中心的肝細胞癌病患為病例組，也召募眼科與骨科病患組成的醫院對照組，以及社區居民組成的社區對照組。我們採集研究對象的血液，進行 B 型肝炎表面抗原（HBsAg）與 e 抗原（HBeAg）的測定，結果發現 B 型肝炎表面抗原與 e 抗原皆陽性者、只有 B 型肝炎表面抗原陽性者，罹患肝細胞癌的風險，分別是 B 型肝炎表面抗原陰性者的 36 倍、10 倍。由於我們是在肝細胞癌病例確定診斷後，才採集血液進行 B 型肝炎表面抗原與 e 抗原的檢驗，我們無法確定在發病之前，他們的 B 型肝炎感染標誌的陽性率是偏高或偏低。在這項病例對照研究中，我們也發現**家族肝癌史、酗酒和抽菸，都會增加肝細胞癌發生的風險。**

　　為了要進一步釐清 B 型肝炎引發肝細胞癌的自然史，我的研究團隊在 1991 ～ 1992 年從三芝、竹東、朴子、高樹、馬公、湖西、白沙七個鄉鎮市，召募 23820 位 30 ～ 65 歲的男、女性居民，進行以社區為基礎的癌症篩檢計畫，主要篩檢的癌症包括肝癌、鼻咽癌和子宮頸癌等，它們都是和慢性病毒感染密切相關的癌症。我們採集研究個案的血液與尿液，進行各項檢驗。B 型肝炎的感染標誌，先後檢驗過 B 型肝炎表面抗原、e 抗原、血清 B 型肝炎病毒核酸（HBV DNA）、B 型肝炎病毒核心關聯抗原（HBcrAg）濃度等。

　　2002 年，現任中研院基因體研究中心副主任楊懷壹教授，當時是臺大流行病學研究所博士班學生，他以第一作者在

《新英格蘭醫學雜誌》（*NEJM*）發表了 B 型肝炎 e 抗原和肝細胞癌的論文。我們發現經過了 9 年的追蹤以後，B 型肝炎表面抗原陰性、B 型肝炎表面抗原陽性而 e 抗原陰性、B 型肝炎表面抗原和 e 抗原都陽性的男性研究個案，每十萬人年的肝細胞癌發生率分別是 39.1、324.2 和 1169.4。以複回歸分析調整年齡、C 型肝炎病毒抗體、酗酒和抽菸以後，罹患肝細胞癌的相對風險，B 型肝炎表面抗原陽性而 e 抗原陰性者、B 型肝炎表面抗原和 e 抗原都陽性者，分別是 B 型肝炎表面抗原陰性者的 60 倍、10 倍。三者的累積肝細胞癌發生率，如圖 8-5 所示：

圖 8-5：肝細胞癌累積發生率，按 B 型肝炎病毒抗原陽性狀態分

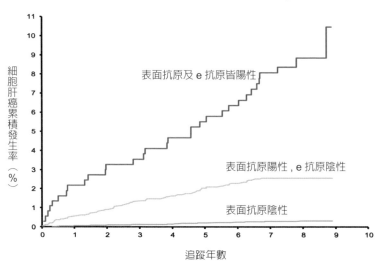

出處：Yang HI, et al. Hepatitis B e antigen and the risk of hepatocellular carcinoma. N Engl J Med 2002;347:168-174.

　　在該篇論文當中，我們也進行了小規模的病例對照研究，針對 B 型肝炎表面抗原陽性而 e 抗原陰性的肝細胞癌病例，以及年齡配對的健康對照，分析 B 型肝炎病毒去氧核醣核酸（HBV DNA）的血清濃度，亦即病毒量，這個實驗是由陳定信與陳培哲兩位院士先後擔任主任的肝炎研究中心負責進行。兩位陳院士都是國際知名的肝臟學權威學者，對於臺灣肝炎防治有很多貢獻。實驗結果發現，血清病毒量越高，罹患肝細胞癌的風險也越高。由於這只是病例對照研究，我們還無法推算不同病毒量的肝細胞癌累積發病風險。

　　2004 年我們開始與必治妥施貴寶（Bristol-Myers Squibb, BMS）合作，全面檢測所有 B 型肝炎帶原者冷凍血清的 B 型肝炎病毒量，將 1991 ～ 1992 年收案，以及後續定期追蹤健康檢查時所採取的血清，都利用最精密的商用試劑進行檢驗。我們也把這項 B 型肝炎研究命名為 REVEAL-HBV 研究（Risk Evaluation of Viral Load Elevation and Associated Liver Disease／Cancer-HBV Study）。2006 年我們在《美國醫學會期刊》（*JAMA*）發表研究結果，**收案時的血清 B 型肝炎病毒量越高，罹患肝細胞癌的 13 年累積發生率也越高**，呈現很顯著的劑量效應關係。這篇論文發表以後，立刻被廣泛引用。根據 Google Scholar 的數據，直到 2022 年五月底，該篇論文已被引用超過 3800 次，超過畢思理教授 1981 年發表在《刺絡針》（*Lancet*）的 GECC 論文（3400 次）。

　　除 B 型肝炎表面抗原陽性狀況、血清 B 型肝炎病毒量，我們的 REVEAL-HBV 研究也發現，B 型肝炎基因型、肝功能異常、家族肝癌史、酗酒習慣、甲型胎兒蛋白（AFP）血清濃度、肝硬化、多種 B 型肝炎病毒突變株、多種宿主血清 DNA 甲基化、黃麴毒素白蛋白鍵結物血清濃度等生物標誌，也都和 B 型肝炎帶原者發生肝細胞癌的風險有顯著相關。這些不同的生物標誌，都會驅動 B 型肝炎的演進，但是它們出現在自然史的時間並不相同，有些在全程都是驅動因子，有些只在後期才成為驅動因子。

黃麴毒素與肝細胞癌

　　1976 年，畢思理教授和我在「黃麴毒素是否為臺灣肝癌重要致癌因子？」的爭論，一直到 1990 年代才得到解答。黃麴毒素，是具有強烈生物毒性的化合物，常由黃麴黴菌及寄生麴黴在染黴穀物，如大米、豆類、花生等產生。它是最強的化學致癌物質之一，加熱至 280℃以上才會分解，一般的烹調加熱不易破壞它的結構。黃麴毒素主要有 B1、B2、G1 與 G2 等 4 種，又以 B1 的毒性最強，可導致肝損傷、免疫抑制甚至肝癌。黃麴毒素食入體後，主要在肝臟代謝，產生活性環氧化中間產物或羥基化，最終生成毒性較低的黃麴毒素 M1。

　　在黃麴毒素導致肝細胞癌的研究，以動物實驗最具證據

力。黃麴毒素對人類健康危害的流行病學研究，常常是以問卷調查暴露於受到黴菌汙染的食物量，再測量染黴食物中的黃麴毒素含量，然後分析暴露者罹癌的風險。在臺灣，人們發現染黴的食物就會當作廚餘處理，很少會食用該食物，因此黃麴毒素的暴露劑量，很難透過問卷調查或染黴食物檢驗來加以測量。直到分子流行病學方法逐漸成形之後。才能精確地測定人體的暴露劑量。

黃麴毒素 B1（AFB1）經人體吸收循環至肝臟後，由細胞色素 P450（如 CYP3A4、CYP1A2、CYP2A13）代謝，主要代謝途徑包括去甲基化、羥基化、環氧化。環氧化會形成致突變性最強的 2,3- 環氧黃麴毒素，可和 DNA 中的鳥嘌呤形成 DNA 鍵結物（簡稱 AFB1 N7-Gua），可導致 DNA 受損，如雙股斷裂，使肝細胞凋亡，也可能導致 DNA 突變。腫瘤抑制蛋白 p53 基因突變是常見的癌症致因，黃麴毒素會使突變熱點密碼子 249 發生置換（由鳥嘌呤（G）轉為胸腺嘧啶（T））。

肝臟是合成白蛋白的器官，黃麴毒素經代謝後，也會跟白蛋白鍵結在一起，產生黃麴毒素白蛋白鍵結物（簡稱 AFB1-albumin）。由於白蛋白鍵結物，在體內可以存留大約 3 個月，所以 AFB1-albumin 就可以用來測量 3 個月的黃麴毒素累積暴露量。

美國哥倫比亞大學公共衛生學院的 Regina M. Santella 教授的研究團隊，發展了許多可以測量 AFB1 N7-Gua、AFB1-

albumin 等黃麴毒素鍵結物的單株抗體。我在 1989 年獲得美國國家衛生研究院的 Fogarty 國際研究學者獎，就帶著臺大醫學院外科主任李治學教授提供的肝細胞癌組織檢體，以及「肝細胞癌病例對照研究」的血清檢體，到哥倫比亞大學進行實驗分析，主要的實驗工作都是張毓京醫師和我一起進行。

我們首先發展了肝細胞核的 AFB1 N7-Gua 的定量測定方法，利用單株抗體進行肝細胞核 AFB1 N7-Gua 的免疫螢光染色，再逐一測量每一肝細胞核的螢光強度，以決定 AFB1 N7-Gua 的劑量。1991 年我們就在《癌症研究》（*Cancer Research*）和《癌變》（*Carcinogenesis*）發表兩篇論文。無論是在培養皿進行黃麴毒素處理的土撥鼠肝細胞，或是注射黃麴毒素的大鼠肝組織切片，我們測量到的肝細胞核螢光強度，都與處理或注射劑量呈現顯著的劑量效應關係。**我們也在臺灣的肝細胞癌組織與鄰近非腫瘤組織發現有 AFB1 N7-Gua 存在，證實黃麴毒素確實與臺灣的肝細胞癌有關**。我利用盧勝男教授提供給我的澎湖地區肝細胞癌的組織抹片，進行 AFB1 N7-Gua 的免疫螢光染色，發現有很強的螢光反應，**證實黃麴毒素可能也是澎湖肝細胞癌的致因之一**。

我能到哥倫比亞大學進行分子流行病學研究，應該感謝兩位恩人。一位是提供我肝細胞癌組織的李治學教授，他是一位治學嚴謹、熱愛研究、視病猶親的善醫良醫。我和他素昧平生，當我到他的研究室洽談合作研究時，他所展現的熱情和開

明，令我至今難忘。另一位是長庚大學公共衛生學科的謝玲玲教授，她是 Santella 教授的博士班指導學生，謝教授是第一位把分子流行病學新發展分享給臺灣學界的學者，我也是在向她請益後才到哥倫比亞大學進行研究。謝教授取得哥倫比亞大學博士學位後，就回到長庚大學擔任教職，很快升到正教授，我也一直和她合作研究。很可惜李教授和謝教授都英年早逝，這是臺灣醫學研究界的損失。

　　我在哥倫比亞大學一年研究期滿，就回臺大醫學院繼續任教。我的研究團隊一直和 Santella 教授的研究團隊保持密切合作，我的博士班學生，包括于明輝教授、王豊裕教授、陳淑媛教授，都曾經到哥倫比亞大學進行研究。我在臺大公衛所碩士班的指導學生吳慧真，是到哥倫比亞大學攻讀博士學位，成為 Santella 教授的指導學生，她畢業後留在該校擔任助理教授。

　　我們曾從臺灣八個鄉鎮市選取了 250 名居民，採取他們的尿液檢體進行黃麴毒素代謝產物的測定。這八個研究地區的肝死亡率，高低相差 4 倍。**研究結果發現研究地區的肝癌死亡率越高，當地居民的尿液黃麴毒素代謝產物的濃度也越高，呈現顯著的正相關，顯示黃麴毒素對臺灣肝癌的發生扮演一定的角色。**

　　我們也從在長庚醫院召募的 4841 名慢性 B 型肝炎帶原者的研究世代，選出 32 名新診斷的肝細胞癌病例組，和 73 名年齡匹配的對照組，進行收案時採集冷凍血清的白蛋白鍵結物 AFB1-albumin 的分析，以及黃麴毒素的解毒酵素 GSTM1 和

GSTT1 的基因型檢測。結果發現血清 AFB1-albumin 濃度與肝細胞癌的發生風險，呈現顯著的劑量效應關係，血清 AFB1-albumin 濃度越高，肝細胞癌的發生風險也越高。

更有趣的是，只在具有 GSTM1 和 GSTT1 的無效基因型的 B 型肝炎帶原者，才看得到黃麴毒素與肝細胞癌的劑量效應相關；若是具有有效基因型，就完全看不到劑量效應相關，如表 8-2 所示。具有 GSTM1 無效基因型的個案，AFB1-albumin 血清濃度是高濃度與低濃度者，罹患肝細胞癌的風險分別是未測出者的 12 倍和 4 倍；具有 GSTM1 有效基因的個案，黃麴毒素暴露量並未增加罹患肝細胞癌風險。GSTT1 基因型不同的個案，黃麴毒素與肝細胞癌的劑量效應相關也不相同。換句話說，<u>只要擁有能夠解毒的基因型，即可免於發生黃麴毒素引起的肝細胞癌</u>。

表 8-2：黃麴毒素與肝細胞癌的劑量效應關係，
僅見於帶有 GSTM1 或 GSTT1 無效基因型的個案

AFB1-albumin 血清濃度	GSTM1 無效基因型 肝細胞癌 相對風險	GSTM1 有效基因型 肝細胞癌 相對風險	GSTT1 無效基因型 肝細胞癌 相對風險	GSTT1 有效基因型 肝細胞癌 相對風險
未測出 （參考組）	1.0	1.0	1.0	1.0
低濃度	4.1	0.7	1.8	1.3
高濃度	12.4	1.4	10.2	0.8

　　我們在 1991 年開始 REVEAL 世代研究計畫，馬偕醫學院的王豐裕教授當時是我的博士班指導學生，他以 56 名肝細胞癌病例和 220 名健康對照進行血清 AFB1-albumin 和尿液黃麴毒素代謝產物的測定。他在 1996 年發表的研究結果發現，無論是血清或尿液中的黃麴毒素濃度，都與肝細胞癌的發生有顯著相關。進一步分析結果，發現黃麴毒素與肝細胞癌的顯著相關性，只在 B 型肝炎帶原者（HBsAg 陽性）才看得到，非帶原者看不到，如表 8-3 所示。

表 8-3：血清或尿液黃麴毒素濃度與肝細胞癌風險的相關，僅見於 HBsAg 陽性的個案

黃麴毒素暴露指標	HBsAg	肝細胞癌相對風險
血清黃麴毒素白蛋白鍵結物濃度		
未測出	陰性	1.0（參考組）
可測出	陰性	0.3
未測出	陽性	17.4
可測出	陽性	70.0
尿液黃麴毒素代謝產物濃度		
未測出	陰性	1.0（參考組）
可測出	陰性	1.7
未測出	陽性	22.8
可測出	陽性	111.9

　　由於當時 C 型肝炎、酗酒引起的肝細胞癌病例不多，王豐裕教授無法進行分層分析。直到了 2017 ～ 2018 年，我在陽明大學微生物免疫研究所的學生朱昱如博士，才進行了更詳細的分析。她首先比較 HBsAg 陽性的 232 名肝硬化病例、262 名肝細胞癌病例、577 名對照組，在收案時的血清 AFB1-albumin 濃度。結果發現，收案時血清 AFB1-albumin 濃度高的 HBsAg 帶原者，從收案到發生肝硬化或肝細胞癌的時間間隔，都顯著的比血清 AFB1-albumin 濃度低或未測出的帶原者短。收案時的血清 AFB1-albumin 濃度，與肝硬化和肝細胞癌的發生風險，呈現顯著的劑量效應關係。

　　朱博士其次比較感染 C 型肝炎病毒（anti-HCV 陽性）的 103 名肝細胞癌病例，以及 176 名對照組，在收案時的血清 AFB1-albumin 濃度。結果發現收案時血清 AFB1-albumin 濃度較高的 HCV 感染者，從收案到發生肝細胞癌的時間間隔，顯著的比血清 AFB1-albumin 濃度較低的感染者短。收案時的血清 AFB1-albumin 濃度較高者，肝細胞癌的發生風險是濃度較高者的 3.4 倍。

　　她也比較未感染 B 型及 C 型肝炎的 100 名肝細胞癌病例，以及 1767 名對照組，在收案時的血清 AFB1-albumin 濃度。結果也同樣發現收案時血清 AFB1-albumin 濃度較高的未感染者，從收案到發生肝細胞癌的時間間隔，顯著的比血清 AFB1-albumin 濃度較低的未感染者短。收案時的血清 AFB1-albumin

濃度，與肝細胞癌的發生風險的相關性，只在有酗酒習慣者才
顯著（4.2倍）；沒有酗酒習慣者，則未看到顯著相關。

　　Santella教授的研究團隊，檢驗了105名肝細胞癌病例
的肝臟組織的p53突變蛋白質、p53基因突變、p53的249密
碼子特殊突變，發現有突變的百分比分別為37％、29％、
13％。有p53的249密碼子特殊突變的12名肝細胞癌病例，
肝組織都是HBsAg陽性。AFB1-DNA鍵結物陽性的肝臟組
織，有比較高的p53突變蛋白質、p53基因突變、p53的249
密碼子特殊突變的陽性率。臨床期別較高的肝細胞癌，p53突
變蛋白質、p53基因突變、p53的249密碼子特殊突變的陽性
百分比也較高。

　　總而言之，黃麴毒素也是臺灣肝細胞癌的致癌因子，主要
是作用於帶有GSM1與GSTT1無效基因型的B型與C型肝炎
病毒的慢性帶原者，以及無慢性病毒肝炎的酗酒者。

雄性素與肝細胞癌

　　臺灣男性的B型肝炎病毒帶原率比女性高，而且男性帶
原者比女性帶原者罹患肝細胞癌的風險也比較高。臺大公共衛
生學系的于明暉教授，在1993年和我一起發表了血清雄性素
與肝細胞癌的論文。我們從EBV世代追蹤研究的9691名男
性研究個案當中，選取35名新診斷的肝細胞癌病例，以及63

名 HBsAg 陰性和 77 名 HBsAg 陽性對照個案，檢測收案時凍存的血清檢體的睪丸固酮濃度。結果發現血清睪丸固酮濃度高的個案，罹患肝細胞癌的風險，是睪丸固酮濃度低的個案的 4 倍。換句話說，**血清睪丸固酮會增加男性 B 型肝炎帶原者，罹患肝細胞癌的風險。**

　　于教授又從長庚醫院肝臟中心的 4841 名男性 B 型肝炎帶原者世代中，選取 110 名新診斷的肝細胞癌病例，以及 239 名對照組，除了利用收案時凍存的檢體，檢測血清睪丸固酮濃度而外，也檢定雄性素接受器基因（androgen receptor, AR）的 CAG 重複數（AR-CAG）。AR-CAG 重複數越少，代表雄性素接受器的活性越強。我們把血清睪丸固酮濃度和 AR-CAG 重複數，都分成三組進行分析，研究結果顯示，血清睪丸固酮濃度越高，或 AR-CAG 重複數越少，罹患肝細胞癌的風險越高。更有趣的是，血清睪丸固酮濃度最高而 AR-CAG 重複數最少的個案，罹患肝細胞癌的風險，是血清睪丸固酮濃度最低而 AR-CAG 重複數最多的個案的 4.1 倍。這項重要的發現，說明了**睪丸固酮與其接受器活性，共同決定肝細胞癌的風險。**

　　更有趣的是在 2001 年，于教授進一步發現，與雄性素的運輸和代謝相關的三個基因的交互作用，會影響肝細胞癌的發生風險。它們包括雄性素接受器（AR）負責雄性素的運輸，第二型類固醇 5α 還原酶（SRD5A2）負責轉換睪丸固酮為活性更強的雄性素，細胞色素 P450c17α 酵素（CYP17）負責催

化類固醇的合成。我們從長庚醫院肝臟中心的 4841 名男性 B
型肝炎帶原者世代中,選取 119 名新診斷的肝細胞癌病例,以
及 238 名對照組,進行三個基因的基因型檢定。研究結果發現
AR-CAG 重複數小於 23,SRD5A2 V89L 的 VV 基因型,以及
CYP17 的 A1／A2 或 A2／A2 基因型,都會增加肝細胞癌的發
生風險。基因與基因之間,存在顯著的交互作用,如表 8-4 所
示,SDR5A2 與 CYP17 的風險基因型的作用,在 AR-CAG ＜
23 的個案特別的明顯;但在 AR-CAG ＞ 23 的個案則無作用。

表 8-4:雄性素運輸和代謝基因多態性與肝細胞癌風險的相關,
　　　僅見於雄性素接受器活性強(AR-CAG ＜ 23)的個案

	AR-CAG ＞ 23	AR-CAG ＜ 23
SRD5A2 V89L 多態性		
LL	1.00 (參考組)	1.00 (參考組)
VL	1.72	1.46
VV	1.08	5.58
CYP17 多態性		
A2/A2	1.00 (參考組)	1.00 (參考組)
A1/A2	0.51	2.51
A1/A1	0.65	2.50

　　上述的案例,說明了各式各樣的環境暴露,以及多元變化
的遺傳基因,交織成許疾病的因果螺旋,造成人類健康的多重
威脅。

3.
——

依時演進的
B 型肝炎因果螺旋

　　透過臨床病例的長期追蹤研究，林口長庚醫院的廖運範院士與朱嘉明教授，首先提出慢性 B 型肝炎自然史的分期，包括了免疫耐受期、免疫廓清期、不活動殘餘期。後來有不少學者提出修正，分期的定義也因為新的生物標誌的出現而更細緻。B 型肝炎 e 抗原、B 型肝炎病毒量、B 型肝炎表面抗原、肝功能異常指標（ALT）等血清標誌，在不同期別有明顯不同，如圖 8-6 所示。在週產期得到 B 型肝炎病毒感染時，會先進入免疫耐受期，這時的帶原者是 B 型肝炎表面抗原、e 抗原陽性，而且有很高的 B 型肝炎病毒量，但是肝功能正常；然後在 20 多歲時，會進入免疫廓清期，B 型肝炎表面抗原仍然是陽性，但是肝功能異常、B 型肝炎病毒量逐漸降低、e 抗原由陽轉陰；最後會進入不活動殘餘期，B 型肝炎表面抗原陽性、e 抗原陰性、肝功能正常、血清 B 型肝炎病毒量被廓清。

　　如果更進一步，B 型肝炎表面抗原再由陽轉陰，即屬於機

能性痊癒的隱伏性 B 型肝炎感染。在抗病毒藥物問世以後，藉著藥物的治療可以抑制 B 型肝炎病毒的複製，促使 B 型肝炎表面抗原由陽轉陰，使慢性帶原者有機會得到機能性痊癒。臺灣自 2003 年起，推動國家慢性肝炎治療計畫，給予符合治療條件的慢性 B 型肝炎病患免費治療，臺灣的肝癌及肝硬化等末期肝病的死亡率，也因此顯著地降低。

圖 8-6：B 型肝炎自然史與血清標誌之演變

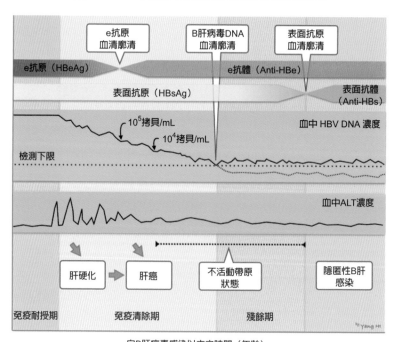

自 B 肝病毒感染以來之時間（年齡）

出處：Chen CJ, et al. Natural history of HBV infection in the community. In: Liaw YF, Zoulim, F., ed. Hepatitis B Virus in Human Diseases. Switzerland: Springer International Publishing Switzerland, 2016:249-276.

當一個新生兒得到 B 型肝炎病毒感染後，病毒的 DNA 會崁入人體肝細胞的 DNA，開始大量複製繁殖，持續感染其他肝細胞，血清中也可檢測到 B 型肝炎表面抗原、e 抗原、B 型肝炎病毒去氧核醣核酸。一旦進入免疫廓清期，T 細胞開始與被病毒感染的肝細胞作用，引發肝臟的發炎反應、纖維化、肝硬化、肝癌的一系列病理反應，嚴重的致病機制會導致全身性的症狀徵候，甚至造成死亡。

如圖 8-7 所示的 B 型肝炎因果螺旋模式，強調隨著時間的推移，B 型肝炎病毒會從分子、細胞、組織、器官系統、到個人，不斷地擴大它所造成的病灶和健康危害，就像一個螺旋，隨著時間的推移，不斷地延伸擴大一樣。

在整個的演進過程當中，除了宿主的遺傳基因和個人風險因子，包括酗酒、抽菸、黃麴毒素暴露、生活飲食習慣而外，物理環境、生物環境與社會環境因子，也共同驅動整個致病進程。換句話說，在致病螺旋的每層截面，都受到宿主與環境的交互作用影響。

B 型肝炎不只影響個人的健康，導致肝硬化、肝癌等末期肝病的發生，以至於死亡而外；也會透過垂直或水平感染，將病毒傳染給他人；而且個人罹患末期肝病，更會影響到家庭的生計和社會的安寧。B 型肝炎的防治成為臺灣公共衛生的一大挑戰，臺灣的國家 B 型肝炎防治工作，包括疫苗接種計畫、抗病毒藥物治療計畫、社區居民篩檢計畫，已成為世界各國效法

學習的典範。

圖 8-7：慢性 B 型肝炎的因果螺旋模式

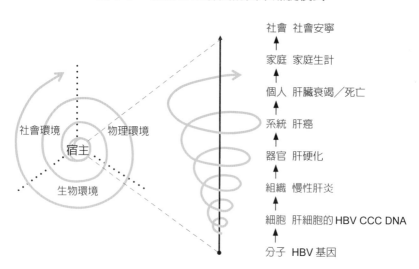

宿主與環境的交互影響

　　驅動 B 型肝炎因果螺旋向前推進的因子相當多，有些是早期的驅動因子，有些是晚期的驅動因子，有些是在各個階段都扮演重要角色的驅動因子。

　　如圖 8-8 所示，我們可以將 B 型肝炎的發展期程，劃分為 DS 1 的慢性肝炎、DS 2 的肝硬化、DS 3 的肝癌，和 DS 4

的肝衰竭。從感染到 B 型肝炎進展到慢性肝炎，重要的驅動因子包括了 RF A 的 B 型肝炎病毒量、RF B 的 e 抗原陽性、RF C 的肝功能異常；從慢性肝炎進展肝硬化，除了驅動因子 A、B、C 而外，還包括 RF D 的酗酒、RF E 的抽菸、RF F 的肝纖維化；從肝硬化進展到肝癌，像 RF G 的黃麴毒素、RF H 的胎兒蛋白、RF I 的甲基化 p16, p15, RASSF1A 啓動子、RF J 的 HBV Pre-S 突變等，就加入成爲驅動因子；從肝癌進展到肝衰竭，各種治療方法無法有效治療肝癌，也是重要的驅動因子。

圖 8-8：慢性 B 型肝炎誘發肝細胞癌的多階段機制 的多重危險因子

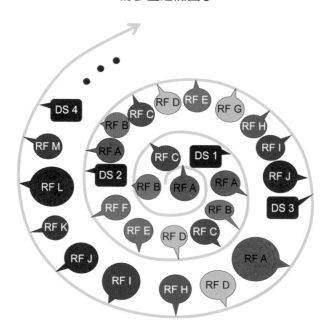

DS 1：慢性肝炎　　　　　RF F：肝纖維化
DS 2：肝硬化　　　　　　RF G：黃麴毒素
DS 3：肝癌　　　　　　　RF H：胎兒蛋白
DS 4：肝衰竭　　　　　　RF I：甲基化 p16, p15, RASSF1A 啓動子
RF A：HBV 病毒量　　　　RF J：HBV Pre-S 突變
RF B：HBeAg 陽性　　　　RF K：無法手術／部分消除
RF C：肝功能異常　　　　RF L：標靶治療無效
RF D：酗酒習慣　　　　　RF M：免疫治療無效
RF E：抽菸習慣

　　上述圖示只是簡化的多階段、多因子的因果螺旋模式，真實的狀況更加複雜！即便如此，因果螺旋模式可以幫助我們針對不同致病階段，去思考有效的防治之道，以期有效阻滯病情的惡化與病灶的擴大。從一個 B 型肝炎病毒開始，到造成個人、家庭和社會經濟的損失，整個歷程很可能需要五、六十年或更長的時間。

　　針對 B 型肝炎引發末期肝病的演進過程，我們可以採取下列的防治措施，如圖 8-9 所示，要避免 B 型肝炎的 DNA 進入人體的肝細胞，可以接種疫苗；要找出需要使用抗病毒藥物治療，或其他臨床照顧的慢性帶原者，可以進行全民 B 型肝炎篩檢，檢測 HBsAg 和血清病毒量。如果符合治療條件就接受抗病毒藥物治療，不符合條件者可以定期進行腹部超音波或肝纖維化震波檢查，以觀察是否有肝硬化或肝癌。如果不幸罹患肝癌，也可以接受各種方法來加以治療。

圖 8-9：慢性 B 型肝炎的多階段防治策略

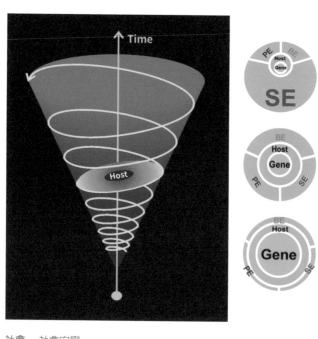

社會	社會安寧	
↑		
家庭	家庭生計	健保給付
↑		
個人	肝臟衰竭／死亡	肝臟移植
↑		
系統	肝癌	手術切除／局部消除治療／化學療法／ 標靶治療／免疫療法／細胞療法
↑		
器官	肝硬化	腹部超音波／肝纖維化震波檢查
↑		
組織	慢性肝炎	抗病毒藥物治療
↑		
細胞	HBV CCC DNA	B 型肝炎篩檢與確診
↑		
分子	HBV 基因	接種疫苗

如圖 8-9 所示，我們可以將因果輪的概念納入因果螺旋模式來考慮。在第一階段，要避免病毒進入人體造成感染並且不斷複製繁殖，宿主的基因和免疫能力扮演很重要的角色。具有特殊 B 型肝炎接受器基因型的人，比較不容易得到感染，或者病毒量不高也不容易形成慢性肝炎；如果宿主本身有接種過疫苗，也就不會得到 B 型肝炎的感染。在第一階段，宿主的比重最重要，因此占了因果輪的大部分。

在第二階段，當病毒大量在肝組織複製時，加上宿主抽菸、酗酒、飲食攝取、肥胖等個人特質，以及暴露於物理、生物、社會環境的風險因子，像是黃麴毒素、工作過勞等，就會產生肝硬化、肝癌。如果帶原者能接受抗病毒藥物治療，就可降低末期肝病發生的風險，宿主與環境的交互作用就扮演重要的角色。在第二階段，宿主特性與三大環境因素都有它們的重要性。

在第三階段，出現了肝硬化、肝癌以後，宿主和物理、生物環境的重要性大為降低，社會環境中的醫療照護品質與健康保險體系，便扮演很重要的防治角色。政府積極推動末期肝病防治計畫，就成了減少肝病死亡、維持家庭生計、維護社會安寧的最佳對策。在第三階段，和醫療照顧相關的社會環境就扮演最重要的角色。

4.

—

COVID-19 的
演進因果螺旋

　　因果螺旋模式最主要的功能，就是在遇到新的健康問題時，協助我們思考到底病原是什麼？宿主如何受到暴露？宿主感受性如何？引起個人發病的自然史有哪些重要階段？個人的三段五級預防對策爲何？如何擴大影響到家庭、社會、國家、甚至全世界？如何遏止疾病的蔓延擴散？

　　像 COVID-19 這樣的新興人畜共通傳染病，也可以利用因果螺旋模式來試想可能的防疫之道。世界衛生組織是在 2020年 1 月 7 日宣布 COVID-19 的病原體是新的病毒，與 SARS和 MERS 同屬冠狀病毒家族，並將其命名爲 2019 新型冠狀病毒（Novel coronavirus, 2019-nCoV）。由於 COVID-19 蔓延得很快，它的傳染窩、傳染途徑、潛伏期、症狀徵候、自然史等特性也很快地被釐清。可惜的是，它未能在最早的發源地被有效控制，以致擴散到中國各省市以及全球 190 多個國家。截至 2022 年 5 月 16 日，已造成至少 5.18 億名確診病例，以及

至少 627 萬人死亡。

　　整個全球大流行的演進，如圖 8-10 所示，從一個病毒感染到首位人類宿主，侵入表現 ACE2 受體的細胞，致使病毒大量複製繁殖，持續感染其他的細胞，造成組織與器官系統的病理變化，產生嚴重臨床症狀、呼吸衰竭甚至死亡。在該病例發病期間，透過密切接觸或汙染環境，而將病毒傳給醫護人員、家人親友、同學同事。病毒就會擴散到家庭、學校、職場、社會、國家、全世界，使因果螺旋的範圍籠罩整個地球，「星星之火、足以燎原」就是最好的寫照，COVID-19 因此帶來家庭生計艱困、社會恐慌、國家動盪、全球蕭條。

　　一個人會不會得到感染、病毒在體內會不會繁殖很快、是否發病？決定於宿主的遺傳基因、免疫能力、健康行為、預防接種。

　　一旦進入潛伏期，能否快速篩檢、早期發現、隔離治療、適切使用抗病毒藥物，就決定了個人是否會發生症狀徵候、重症和死亡。在個人感染到痊癒或死亡的第一階段，宿主與社會（醫護）環境扮演很重要的角色。要預防病毒由個人傳給醫護人員、親朋好友、同事同學而造成社區傳播，醫療體系的超前部署、院內感染管控的落實、篩檢量能的提升、疫調匡列的確實執行、居家隔離的嚴格監控、自主健康管理的強化、口罩等防疫物資的量產與分配、個人衛生習慣的實踐、避免減少群聚活動、實名制進入公共場所等與精準防疫有關社會環境因素，

在第二階段的社區防疫就變得很重要。

　　要讓疫情對家庭、社會、國家的衝擊降至最小，在第三階段還必須對低收入家庭、殘障人士、老弱婦孺、受創行業，進行救濟紓困。爲了維持中小企業的發展，振興券的有效率而有效益地發放也很重要。在疫情期間的線上上班上課、電子商務、遠距醫療等宅經濟的發展，減少健康不平等、降低城鄉落差，可以穩定社會經濟的發展。在自由民主多元開放的國家，疫情的公開透明對於建立民眾對政府的信任相當重要；落實個人資料與隱私權的保護，才能鼓勵民眾配合防疫規定。換句話說，包括跨部會整合的社會環境因素，在社會安定和國家安全扮演最重要的角色。

　　現今，人與人、國與國的連結比昔日更密切。**在COVID-19大流行的網羅下，沒有一個人是安全的，除非每一個人都安全；也沒有一個國家是安全的，除非每個國家都安全。**以疫苗接種爲例，截至 2022 年 5 月底，世界上還有許多國家的疫苗覆蓋率相當低，特別是非洲國家，亟待他國大力支援。要應用接種疫苗來遏阻大流行，就是要達到「四海一家、世界大同」的理想，積極協助低收入國家早日普及接種，使所有國家都能阻斷病毒的擴散、複製與突變，避免新變異株的產生。

圖 8-10：COVID-19 的多階段防治策略

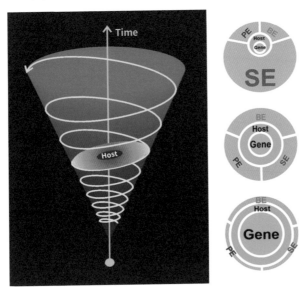

世界	全球蕭條	國際合作
國家	國家動盪	部會整合
社會	社會恐慌	精準防疫
家庭	生計艱困	預防社區擴散、紓困振興
個人	呼吸衰竭／死亡	長期後遺症監測
系統	多器官系統病變	加護醫療
器官	呼吸器官等	隔離治療
組織	表現 ACE2 的組織	抗病毒藥物
細胞	表現 ACE2 的細胞	篩檢確診
分子	SARS-CoV-2 基因	預防接種

尾聲

　　在我的數十年研究歲月裡，生物醫學知識與研究方法，隨著科技進展不斷地精進，我們發現很多疾病的多重病因，不僅可以用來促進健康、預防疾病，也可以用來研發藥物，早期診斷、適切治療，更可以推動個人化的精準健康，使人人都能享有健康、長壽與喜樂。

　　我在美國留學時，約翰霍普金斯大學醫院的大廳，掛了一幅著名畫家約翰‧辛格‧薩金特所繪的《四醫師》，也就是國際知名的威廉‧韋爾奇、威廉‧奧斯勒、威廉‧豪斯泰德和霍華德‧凱利四位一起創立約翰霍普金斯醫學院的醫學科學家。其中，威廉‧奧斯勒是一位醫師、詩人、科學家、作家和哲學家！醫學界至今仍常常引用他說過的許多名言，他曾說：「醫學是不確定性的科學，也是機率的藝術。（Medicine is a science of uncertainty and an art of probability.）」

　　變異與多元是生命現象的特質，也造成醫學的不確定性。人類疾病，無論是傳染病或非傳染病，每個人的進程並不相同。不同致病階段的推進，有不同的風險因子來驅動。疾病治療的效果，也呈現明顯的個人差異性，有人療效好，有人療效差。健康照護者每天都必須精準預測一個人是否會發病，精準

預測健康促進與疾病預防的成效、精準預測臨床治療的功效。

1982 年，我從美國學成返回臺大醫學院復職，在《遺傳流行病學》的課堂上，常常以「生命像樂章」來說明基因與環境的交互作用，在致病進程所扮演的重要角色。我告訴學生們：「基因型是樂譜，外表型是音樂。樂譜決定音樂，如同基因型決定外表型。然而，不同指揮家的詮釋、演奏家的技巧、樂器的品質和音樂廳的設計，都會使相同的樂譜，呈現不同的音樂風貌。同樣的，不同的環境也會導致相同的基因型，表現出多樣的外表型。基因與環境的互動，形成多采多姿的生命！」

到了 21 世紀，基因體學與蛋白體學的蓬勃發展，提供了許多精準而有用的生物標幟，既可以深入研究基因與環境的互動，更促成個人化醫學的實現。

在未來一、二十年間，每一個人將擁有數十億筆生物標誌組成的個人健康資訊雲，而且也會有優良的人工智慧來分析這些資訊，提出使每一個人「健康極佳化」和「罹病極小化」的方案。「量化自我健康」就是最好的引擎，也就是利用數位化工具來管理體重、活動量、睡眠、生活飲食習慣、生物標幟等「健康參數」，進而保持更理想的健康狀態，減少疾病或傷害的發生。

生醫科技的進展，來自於科學家的苦心孤詣與靈光一閃，因果相關的邏輯思辯，成了去蕪存菁的利器。不斷建立創新的

研究假說，勇於持續挑戰自己的假說，才能有突破性的研究發現，進而增進人類的健康福祉。

　　希望這本拙作，可以拋磚引玉，鼓舞生醫研究者不斷探索生命的奧祕，讓生命更美好、更充滿光明希望！

國家圖書館出版品預行編目資料

因果螺旋：跨越時空的探索與思辨／陳建仁 著.
— 初版. — 臺北市：圓神出版社有限公司，2022.7
288 面；14.8×20.8公分（圓神文叢；318）

ISBN 978-986-133-831-6（平裝）

1.CST：流行病學　2.CST：實證醫學

412.4　　　　　　　　　　　　　　111007641

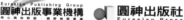

Eurasian Publishing Group
圓神出版事業機構
用心閱讀對談・熱忱邁向閱讀

圓神出版社
Eurasian Press

www.booklife.com.tw　　　　　　reader@mail.eurasian.com.tw

圓神文叢 318

因果螺旋：跨越時空的探索與思辨

作　　　者／陳建仁

採訪・文字協力／廖翊君

圖表協力／鄞智鈞・游山林・楊懷壹・王哲超

照片拍攝／鄞智鈞

發 行 人／簡志忠

出 版 者／圓神出版社有限公司

地　　　址／臺北市南京東路四段50號6樓之1

電　　　話／（02）2579-6600・2579-8800・2570-3939

傳　　　真／（02）2579-0338・2577-3220・2570-3636

總 編 輯／陳秋月

主　　　編／賴真真

專案企畫／賴真真

責任編輯／歐玟秀

校　　　對／歐玟秀・林振宏

美術編輯／林韋伶

行銷企畫／陳禹伶・林雅雯

印務統籌／劉鳳剛・高榮祥

監　　　印／高榮祥

排　　　版／杜易蓉

經 銷 商／叩應股份有限公司

郵撥帳號／18707239

法律顧問／圓神出版事業機構法律顧問　蕭雄淋律師

印　　　刷／國碩印前科技股份有限公司

2022年7月　初版

2022年8月　2刷

定價 410 元　　　　ISBN 978-986-133-831-6